五臟排毒
一身輕

五臟排毒
一身輕

五臟排毒

一身輕

前言

　　中華傳統文化認為，世上萬物都是由木、火、土、金、水這五種基本元素組成，並由此「相雜」「相和」化生而來，循環往復、生生不息。因此由中國傳統文化延續而來的中醫學，其核心思想就是「天人合一」，也就是說天地和人體遵循的是同一個規律，只不過天地是一個大宇宙，而人體則是一個小宇宙。木、火、土、金、水這五種元素分別對應著肝、心、脾、肺、腎，它們互動互應，相生相剋，是不可分離的整體。

　　從五臟的角度看，人體與自然合而為一，順應天道才能得養生之道。那麼，**人為什麼會生病？人為什麼會變老？**

　　其實，在中醫看來，我們體內有很多毒素，凡是不能及時排出體外、對我們的身體和精神產生不良作用的物質都可以稱為「毒」，例如瘀血、痰濕、寒氣、食積、氣鬱、上火。這些毒素堆積在五臟之內，人就會因此生病。而五臟的功能也會日漸衰退，人體就會變得越來越遲鈍，逐漸衰老。

　　在日常生活中合理規劃飲食，堅持良好的生活方式，適當運動、鍛鍊身體，注重對五臟的保養，持之以恆，五臟將會得到修復，身體狀況就會有所改善，不打針、不吃藥一樣可以健康平安。

目錄

第一章

不可「不知的毒」

　　很多人都知道要排毒，尤其是年輕女性，因為排毒後可以美白、瘦身、柔膚。可是排毒之後有人的確白了、瘦了、漂亮了，有的人卻上吐下瀉、臉色蒼白、身體虛脫。關於「毒」，人們有太多的誤會。其實，任何排毒方法都是在拿自己的身體「試驗」。排毒之前，了解足夠的信息才能少走彎路不受罪。

「毒」是什麼？

「知己知彼，百戰不殆」。想要排毒，先要識「毒」。中醫、西醫中都有關於「毒」的定義，且有相似的部分。明確這些信息，排毒之路自然平坦。

中醫所說的「毒」

在中醫理論中，廣義的「毒」包括內生五邪（指臟腑陰陽氣血失調所產生的內風、內寒、內濕、內燥、內熱）、外感六淫（是風、寒、暑、濕、燥、火六種外感病邪的統稱）、內傷七情（指喜、怒、憂、思、悲、恐、驚七種情志變化），以及飲食不節、過勞過逸等原因引起的陰陽失衡。簡而言之，一切不正之邪皆為「毒」，具體可以分為以下幾種。

熱毒

陽氣亢盛時，人體內就會產生熱毒，如常說的「上火」，具體表現在口乾、口苦、口臭、牙齦紅腫出血、流鼻血、大便乾硬、面有油光、痤瘡、手足冒汗等。

火毒

「熱極為火」，即熱毒到了一定程度就是火毒。症狀輕一點的火毒表現為局部的紅、腫、熱、痛，嚴重一些的火毒表現為發熱、頭痛、煩躁、小便短赤、大便祕結、舌紅苔黃，甚至是全身性的感染。

潤腸 通便 利尿 紅豆 心
祛熱 解毒 增白 消痘 綠豆 肝
美容 抗癌 黃豆 脾 肺 白豆
利尿 除煩 烏髮 黑豆 腎
增強免疫力

寒毒

寒毒和熱毒是相對應的，可分為兩種。風寒侵襲引起的感冒、關節疼痛屬於外寒，是由體外的因素所導致的。內寒則是陽氣虛衰、臟腑功能衰退導致的，它以身寒肢冷、腰腹畏寒、小便澄澈清冷、大便稀薄為特點。

濕毒

濕毒也分為兩種。外濕是由氣候環境、飲食不節、脾胃受傷引起的，表現為胃腸型感冒、感染性過敏性皮膚病等。內濕則是脾胃虛弱運化不力所導致，或因脾虛正氣不足，招來外濕入侵，妨礙脾胃運化功能，如食慾不振、腹脹、腹瀉、便溏、面黃、水腫、舌淡苔潤等。

蟲毒

蟲毒會破壞和侵蝕人體的局部組織，消耗養分和精氣。蟲毒多見於腸胃，如生食肉類時會出現腹痛、食慾亢進而身體消瘦、睡覺磨牙、喜食異物（如生米、泥土）等症狀。若於皮膚會出現疥、癬、潰瘍等症狀。

食積之毒

脾胃掌管著食物的消化、吸收與輸送，若功能失調，就無法消化和利用食物。日積月累，這些堆積在胃裡的食物就會醞釀成毒素，損傷脾胃，使人出現食慾不振、胸悶、飽嗝、泛酸、大便不暢、面生痤瘡等不良症狀。

瘀血之毒

簡單地說，瘀血之毒就是血液運行失常導致的病理產物。如果瘀血一直不消，阻滯經絡，人體不能得到氣血的充分滋養，會出現各種症狀，表現為身體刺痛、痛處固定不移，身體異常出血、身體呈現青紫色瘀斑等。

藥物之毒

所謂「是藥三分毒」，藥物之毒的症狀相對複雜，這裡暫不一一說明，但都對肝臟有害。很多人知道西藥有明顯的毒副作用，卻忽視了中藥的毒性。所以在不耽誤病情的基礎上懂得一些藥物知識，盡量少服藥是相對保險的做法。

情志之毒

情志泛指喜、怒、憂、思、悲、恐、驚七種情緒變化，簡稱七情，是人們對外界客觀事物的心理反映。中醫認為情志是由五臟之氣化生，若情志失調，則容易損傷臟腑氣血，影響人體健康，如喜傷心、怒傷肝、思傷脾、悲傷肺、恐傷腎，情志一旦過度就會傷身。

西醫所說的「毒」

西醫所說的「毒」更接近人們對「毒」的定義，因為較為具體、詳細，不像中醫那麼抽象、寬泛。常見有以下幾種。

生物毒素

生物毒素又稱天然毒素，是指動物、植物、微生物產生的對其他生物物種有毒害作用的各種化學物質。在生活中，被蛇類及其他動物咬傷就是生物毒素最常見的例子。再如紅潮，由於大量生活污水、工業廢水和農業廢水流入海洋、湖泊、河流，使海水富營養化，某些浮游生物暴發性繁殖和高度密集，使海水出現嚴重污染，魚蝦、貝類等大量死亡。

不過，生物毒素並非一無是處。在現代研究中，很多生物毒素可以為生物學、化學、醫藥學等生命科學研究提供豐富的物質基礎，有可能對人類發展有益。

藥物本身的毒副作用

前面提到過「是藥三分毒」，西藥多數是合成的化學藥物，具有一定的毒副作用，在包裝及說明書上都會註明。但現在的人們濫用西藥，尤其是抗生素。一方面，濫用抗生素會引起腸道菌種出現紊亂，殺死體內過多好的細菌。另一方面，會提高身體的耐藥性，使得病人在出現突發狀況時無法採取有效的藥物治療。

舉個最簡單的例子，我們吃藥的時候，總會選擇療效最好的藥，覺得這樣見效快、毒副作用小。但時間一長，就感覺沒那麼有效了。其實，這不是藥效出了問題，而是身體已經習慣了這種藥物，產生了耐藥性。

人為因素造成的毒素

在這方面，毒素包含的範圍比較廣，如農藥中的有機磷、有機氯、一氧化碳、乙醇等等，都是人為因素造成的。這些毒素進入人體後，會對人體造成相當程度的損害，甚至會帶來生命危險。

最常見的毒素就是酒精。很多人嗜酒如命，每次喝酒都超過合理的範圍。隨著人民生活的改善和社會交往的發展，酒的消耗量急劇上升，日常生活中喝醉現象時有發生。其實，喝醉就是酒精中毒，只是程度較輕。血液中的乙醇濃度達到 0.05%~0.2% 時便出現喝醉狀態。濃度達到 0.4% 時，就引起重度的急性中毒而昏迷，並可發生呼吸衰竭而死亡。

長期酗酒，可引起慢性酒精中毒，損害身體重要的器官。飲酒後數分鐘內，酒精就抵達大腦，使腦細胞功能減退。心肌也受到酒精的抑制作用，並為適應這種狀態而加速心搏。舉杯初飲時，會感到心情放鬆。如果繼續暢飲，酒精的血液濃度漸增，大腦中控制語言、視覺、平衡和判斷的神經中樞開始紊亂，所以飲酒易引起過激和暴力行為，而判斷力與反應時間的障礙往往造成車禍。成年男性每日最多飲用 50 度白酒 75 毫升或啤酒 2 罐（330 毫升／罐），為適量飲酒。

食物中毒

這是人們在日常生活中最常見的「毒」，如有毒的蘑菇、發了芽的馬鈴薯、未煮熟的四季豆等。雖然有些食物含有毒素，但不是每個人都會中毒。首先，攝入的量不同。其次，每個人的體質不同，對毒素的反應不盡相同。再如，有的人天生就是過敏體質，哪怕是吃雞蛋、喝牛奶都會感到身體不適，這類人群在日常生活中一定要謹慎。

「是藥三分毒」，遵從醫囑，切忌盲目用藥。

誰下的「毒」？

除了人們普遍關注的空氣污染、水污染、食物中毒等因素，日常用品、室內環境，甚至人體自身，都會產生「毒」。人體代謝中產生的「廢物」需要及時清除，不然就會對身體造成很大的影響。

外界環境中的「毒」

空氣

室外的空氣環境是可見的，人們可以憑藉視覺和嗅覺，感受到裡面的污染物有多麼讓身體不舒服，這一點是毋庸置疑的。

室內的空氣往往被人忽視。想一想，新房子為什麼要裝修後半年才能入住？為什麼人們總要開窗戶通風？有研究表明，室內空氣的污染通常高於室外空氣污染。但在霧霾嚴重的時候，不建議開窗通風，等天氣晴朗的時候再開窗比較好。

每天上午 10 時和下午 3 時是一天中空氣相對清潔的時段，此時開窗通風最好。

飲用水

水質影響著人的健康。水污染是生活污水和工業廢水造成的，飲用後的常見症狀是噁心、腹瀉、嘔吐、頭痛，我國一些水污染嚴重的地方甚至會致癌。對於生活用水，盡量煮沸後飲用。如果家裡有飲水機，至少 2 個月清洗一次，夏季氣溫較高，可調整為每月一次。

食品

在蔬菜和水果表面噴灑農藥、在水果表面打蠟等現象，人們早已見怪不怪。但不要放鬆警惕，大部分蔬菜和水果在食用之前可以放入淡鹽水中泡幾分鐘，這樣會安全些。

加工食品中常見的食物添加劑給現代生

選購肉製品時要選擇新鮮者，冷藏時間不宜過長。

活帶來了便利，並非人們想像的那麼可怕。如果購買的加工食品顏色過於鮮豔、味道過濃、口感異常，那就要小心了，有可能是不良商家濫用食品添加劑，也有可能是變質。

日用品

香水、刮鬍膏、牙膏、肥皂、洗髮精、洗衣精、指甲油、化妝品等日用品，人們再熟悉不過。日常用品中所含的化學物質能通過皮膚侵入身體，進而產生毒素，被日本專家稱為「經皮毒」。

也許有人會質疑，如果周圍全是毒，那人還能活嗎？不如回到原始社會好了。其實，毒素並不是進入人體就會發生不良反應。在日常生活中，首先要控制用量，尤其是那些具有濃縮、精華特點的日用品，只需一點點就能達到效果，還能節約，何樂而不為？其次，經常更換日用品也是不錯的方法，可以直接避免同一種毒素的長時間蓄積。

塗指甲油時應加強通風，以免吸入過多有毒物質。

人體自身產生的「毒」

宿便

宿便是尚未排出的糞便。很多人認識宿便，都是因為鋪天蓋地的廣告宣傳。客觀地講，與其說是宿便，不如說是便祕。因為關於宿便還沒有科學的定義，便祕卻是人們熟知的症狀。

有些人便祕時還伴有失眠、煩躁、多夢、抑鬱等情況。這些情況可以透過食療緩解，但出現血便、貧血、消瘦、發熱、黑便、腹痛等情況，應該去醫院就診，不能輕視。

自由基

適量的自由基對人體有好處，能保護身體免受化學物質等外來物的侵害。但不得不說，自由基已經是全民公敵。自由基是造成人體衰老的最大因

素，過量會產生很強的氧化作用，造成衰老、皮膚黑斑、過敏及心血管疾病。消除自由基最好的辦法就是多吃抗氧化的食物，如奇異果、綠花椰、紅蘿蔔、玉米、蘆筍、花椰菜等。

尿酸

尿酸是人體代謝的產物，由小便排出。如果尿酸含量過高，或者排便不暢，就會沉積在人體軟組織或關節中，引發炎症。平時多喝水，多吃茄子、大陸妹、芹菜等，少吃紅肉（即烹飪前呈現紅色的肉，如豬肉、牛肉、羊肉）。

膽固醇

很多人提到膽固醇就會想到高血壓、冠心病、心血管閉塞等，但膽固醇並不是完全的毒素，它不僅作為身體的結構部分，還是合成許多重要物質的原料。

如果膽固醇過多沉積，要少吃紅肉、蛋類，多吃玉米、紅蘿蔔、海帶、蘋果等食物。

三酸甘油酯

這個名稱可能不被人們所熟悉，但說到血脂異常，會引起腦血栓、冠心病、腎臟病變，就有很多人知道了。三酸甘油酯高的症狀不明顯，如頭暈、頭痛、胸悶、氣短、耳鳴等，因此，中老年人最好定期體檢。

如果三酸甘油酯高，要少吃含大量澱粉、糖的食物；如果三酸甘油酯和膽固醇都高，那就要嚴格控制飲食和體重。

綠花椰中的抗氧化劑，能消除自由基。

研究表明，每天吃 2 根紅蘿蔔，可使血液中膽固醇降低 10% ~20%。

乳酸

勞動、運動後身體出現的痠痛、乏力、遲鈍等現象都和乳酸堆積有關。在乳酸堆積的情況下，肌肉會發生收縮，從而擠壓血管，使得血流不暢，造成肌肉痠痛、發冷、頭痛、頭重等症狀。

除了高品質的睡眠之外，進行一些舒展運動，多吃富含維生素 B 群的食物能有效緩解。

玉米中的膳食纖維，有助於有害物質排出體外。

水腫

人體內之所以會出現水腫，和肺、脾、腎等三焦各臟腑密切相關。除了中醫所說的濕毒，風邪襲表、瘡毒內犯、飲食不節、久病勞倦等也是水腫的成因。常見的水腫類型為下肢水腫、經期水腫、孕期水腫、腎水腫，而與之相關

大陸妹具有殺菌、消炎和降血糖的作用，並有助於人體排毒。

的疾病以水腫型肥胖最為常見，即生活中那些「喝水都會胖」的人群。

按照中醫理論，水腫分為陽水和陰水。陽水是指水腫由眼瞼、頭部迅速遍及全身，水腫的部位皮膚緊繃光亮，按下後迅速反彈，伴有經常口渴、小便赤澀、大便祕結等症狀，宜宣肺解表。陰水則是全身水腫、大便溏稀、小便不赤澀，宜溫補脾腎。

精神毒素

在長期加班、考試前夕等情況下，壓力山大、抑鬱、糾結、鬧心、暴走等詞語已經成為人們最常有的精神狀態的寫照。這些不良情緒會讓人處在緊張、壓抑的氛圍中，造成免疫力下降、內分泌失調、新陳代謝失常等症狀。

除了精神上的自我調節以外，常吃一些五穀雜糧、蔬菜水果，少吃油膩、刺激性食物，多出去走走，都會對排除精神毒素有所幫助。

排毒問題 Q&A

想要排毒，最好是清楚明白地排毒。半信半疑、糊里糊塗地排毒只會讓你在排毒的道路上越走越偏，越走越累。下面這些問題具有適用人群廣泛、影響持續時間長的特點，讓你輕鬆又明瞭地排毒。

霧霾有「毒」嗎？

根據專家的最新研究，以中國為例，PM 2.5 的主要來源分別是揚塵、燃煤、生物質燃燒、交通工具排放的廢氣與垃圾焚燒、工業污染、二次無機氣膠。毋庸置疑，它們都會對人體產生危害，可以認定為有「毒」。

交通工具排放廢氣加重空氣污染，霧霾天氣對人體健康有害。

遺憾的是，針對越來越嚴重的霧霾天氣，人們還沒有找到明確的解決辦法。就目前而言，人們能做的是減少在霧霾天出行，戴好口罩。在飲食上，要多吃清肺、潤肺的食物，增強肺的自我清潔能力。無論如何，肺是最大的受害者，保護它就是保護你自己。

足貼能排毒嗎？

足貼是近幾年比較流行的排毒產品，受到年輕人的喜愛。關於這個問題，我們先來了解以下兩點。

首先，理清「足療」和「足貼」的關係。足療包括熱水足浴法、腳部按摩法和中藥足療法。足貼沒有相關的古籍記載，也不在足療的範疇中。

其次，明確足貼的成分。足貼的作用原理類似於膏藥，但成分不同。膏藥是用中藥開結行滯，以達藥效，而足貼中的成分是粉末，消費者並不能直接斷定成分來源。所以在選擇的時候，最好慎重一些。

喝水能排毒嗎？

這個問題的答案是「Yes」。水是生命之源，能維持身體新陳代謝，幫助排毒。最實在的例子就是喝水能夠刺激腸胃蠕動，幫助排便。還能夠調節體內水分，加速排汗，達到良好的排毒效果。

不過，喝水排毒也有講究。一是喝熱水排毒會更好，如果喝了涼水之後，導致腸胃不舒服，這樣的做法無疑是顧此失彼。

二是喝水不宜過多。大量喝水後，身體必須將多餘的水分排出，血液中的鹽分減少，吸水能力降低，一些水分會被吸收到細胞內，使細胞水腫，嚴重者還會造成水中毒，出現頭暈、眼花、口渴、昏倒等症狀。因此靠大量喝水來減肥的做法不科學。日常飲水以不超過 1.5 升為宜，也就是 3 瓶礦泉水的量。飲食中的湯、粥、蔬菜、水果都含有大量的水分，這部分也要計算在內。

月經排毒嗎？

目前全球統計，女性的平均壽命要比男性多 2~3 歲，這和女性的生理結構有關。因為女性每個月都有一次重新激發身體造血機能、自我調節、自我完善的機制，那就是月經。月經是一種排毒方式，它讓老化的子宮內膜隨著經血排出，讓子宮煥然一新。月經和排汗、排便一樣，都是促進身體新陳代謝的幫手。可以說，月經是對子宮的一次大掃除。

吃青菜能排毒嗎？

人們常說的青菜多數是指綠葉蔬菜，其所含的營養素主要是膳食纖維、維生素等。從營養學的角度講，青菜裡面的營養素沒有排毒的作用。

但它們有各自的作用，如抗衰老、促進消化。從西醫的角度講，這就是排毒了。從中醫理論上講，蔬菜的排毒效果比較好，比如菠菜能滋陰平肝、苦瓜能清熱去火、黃瓜能消腫利尿、馬鈴薯能健脾利濕。聯繫到人體中的乳酸、自由基、膽固醇，透過食療的方法緩解和輔助治療，都是很有益處的。

想排毒就只能吃素嗎？

吃素的好處有很多，比如控制體重、預防疾病、護膚美容等，但這並非絕對。

單純吃素會引發營養不均衡，比如缺鐵性貧血、缺鈣、缺乏蛋白質等。如果想要健康排毒，最好葷素搭配。很多營養專家認為，經過科學安排的飲食搭配再加上健康的生活方式，才能發揮更好的效果，比素食更重要的是食物的結構，而不是素食本身。

什麼食物最排毒？

吃一種食物就讓毒素全排出來，整個身體都乾乾淨淨，這僅是一個美好的想像，並不現實。如果一定要回答，那只能籠統地說，沒有最排毒的食物，只有排毒效果比較好的食物，比如五穀雜糧、蔬菜和水果，它們都是排毒養生的好食材。

為什麼沒有禽肉、蛋類？難道這些食物不能排毒？不是這樣的，只是以上適用的人群更廣泛一些。水果的糖分比較多，不適宜糖尿病患者食用。

中醫認為黃瓜有利水利尿、清熱解毒的功效。

馬鈴薯含有膳食纖維，能促進排便，預防便祕。

菠菜中所含的微量營養素物質，能促進人體新陳代謝，增進身體健康。

苦瓜有對抗病毒、防癌抗癌的功效。

平衡膳食，適當多攝入
水果蔬菜，有助於排毒。

同樣的道理，除了素食者、膽固醇高的人、風濕病患者等人群不吃或少吃禽
肉、蛋類食物，一般人群可以根據自己的體質和需求調整飲食。

哪些人不適合排毒？

身體比較虛弱的人不宜排毒，需要請教醫生或專業人士進行調理。

年齡較大、身體不便的老年人不宜排毒，以免影響正常的休息和調養。

腸胃炎、痔瘡症狀比較嚴重的患者不宜排毒，需要醫生的指導和治療。

孕婦屬於特殊人群，一舉一動都關係著小寶寶的健康安全。對於孕期便
祕、孕期水腫、妊娠斑、妊娠紋等問題，總括來說，不宜食用寒涼、刺激的
食物。產婦不要急於恢復身材，應該在醫生指導下進行調理。

身體排毒檢測表

如果體內毒素蓄積，身體、情緒等方面的很多變化都會有所體現。現在不妨測試一下，你的身體需要排毒嗎？

☐ 起床時間不固定，四肢乏力。

☐ 經常大量脫髮，而且髮質乾枯、分叉。

☐ 肚腩又大又軟，像游泳圈一樣。

☐ 腰膝痠軟、頻尿、注意力不集中，容易忘事。

☐ 一上火就長痘痘，尤其是額頭。

☐ 經常外出應酬，啤酒肚日益明顯。

☐ 為了小事發脾氣，總控制不住。

☐ 便祕，經常兩三天排便一次，有時候還會出血。

☐ 失眠，即使睡著了也不踏實，多夢。

☐ 上午的時候就開始犯睏，感覺特別累。

☐ 口氣比較重，刷牙也無濟於事。

☐ 消化不好，看見喜歡吃的東西也沒有食慾。

☐ 免疫力下降，流感一來就在劫難逃。

☐ 膚色暗沉，沒有光澤，摸起來有些粗糙，經常搔癢。

☐ 女性月經量少，或經期短、顏色暗、不準時。

測試結果

符合 1 至 3 項者：身體狀態良好，稍微調整作息即可。

符合 4 至 6 項者：身體狀態稍差，需要注意細節，進行簡單的排毒。

符合 6 項以上者：身體已經不堪重負，需要嚴格規範日常生活習慣，全面排毒。

自我診斷從臉開始！

臉部氣色是內臟健康的鏡子，
「內部」不適從臉部就能看出來。

【A、B區】額頭長痘、紅腫時，要注意情緒，因為這可能是心出問題了。少吃垃圾食品、肥肉，多吃降心火的食物會讓你舒舒服服的。

【C區】額頭正中長痘、發癢往往代表心、肝出現問題。喝酒、熬夜、壓力大都會加重症狀。要少吃油膩的食物，注意休息。

【D、E區】臉色灰暗、眼袋水腫、魚尾紋加深等情況表明腎臟負擔過重，要多吃一些清淡的食物，並適當補肝，多吃豬肝、豆製品等。

【F區】鼻尖、鼻翼長痘，代表心火旺盛。如果鼻子出血、看起來很紅，有可能是肺熱所致，吃些清熱化痰的食物會好很多。

【G、H區】耳朵代表腎的狀況，耳廓呈紅色或紫色說明循環不好。要少飲酒，少吃精細食物，多運動，促進身體循環。

【I、J區】臉頰發癢、紅腫可能是呼吸系統出現問題了。平時多呼吸新鮮空氣，吃些清咽利嗓、潤肺生津的食物就能改善。

【K、L區】痘痘此起彼伏、出油多，這是賀爾蒙異常，睡眠、水、蔬菜都不能少。女性經期時，還要注意保暖，多喝熱水，綜合調理肝、胃、脾，讓美麗依舊。

【M區】下巴長痘、發癢，是消化系統的問題。平時多吃一些養胃的食物，如小米、南瓜、山藥等。

第二章

排心毒

每個人都需要一顆強大的心

在五臟之中，心屬火，依靠陽氣的和煦升騰，使身體各部得以滋養，蘊藏生機。心到底有多重要？舉個最直白的例子，有心跳就證明人還活著。假如一個人活了 100 歲，那麼，他的一生中約有 40 億次心跳。如果想長命百歲，那麼，每個人都需要一顆強大的心，讓它跳動 40 億次。

心好才能長命百歲

中醫典籍中對心的論述有「心者，君主之官也，神明出焉」和
「五臟六腑，心為之主」。這兩段話的意思是說，心好比一個國家的君
主，決定國家前途、未來安危的所有決策，都是從這裡發出的，正所
謂君主聖明則天下安，君主昏庸則天下亂。

氣血足了，人就有精神

中醫講心主血脈，它實際上包括了心主血液和心主血脈兩個方面。由於
心既是血液循環的起點，又是終點，它日夜不停地跳動，將血液從心送至血
脈中，循環往復，為人體供應氧氣和營養物質，是整個血液循環的動力和中
心，它的作用十分重要。

人的心主血脈功能，首先依靠的是心氣的推動，只有心氣強盛充沛，
血液才有運行的動力，才能在血脈內正常地流通。其次，它也有賴於血液本
身的充盈和血脈的滑利通暢。所以，「心氣充沛」、「血液充盈」、「血脈通
利」，是維持心主血脈功能的三個前提條件。

中醫診療疾病喜愛「望聞問切」，其中切診就是把脈，又稱「脈診」。
若是心主血脈功能正常，則脈象和緩有力、速率不快不慢、節律均勻。如
果心主血脈功能異常，診脈時就常會出現過緩、過速，或結、代、促、澀等
病脈。

心主神明和心主血脈，這兩者是相互聯繫，相互影響的。因為心主血
脈，但它為心神所控。比如人的心率、血流的速度、血管的伸縮，就經常受
到情緒、神經等因素的影響和干擾。反之，心神又必須依賴於心血的滋養。
如果心血不足，神失所養，人就很容易出現精神恍惚、健忘、失眠多夢等不
適症狀。

心情好了，壽命就長久

現在的人們生活壓力都比較大，遭遇挫折、打擊、突發情況，難免會心情抑鬱、寢食難安。有的人恢復快，很快就能重振信心，重拾希望；有的人恢復慢，需要很長時間才能從陰影中走出來。

人們經常說某個人「心大」，就是說這個人心裡沒負擔，不愛計較。這樣的人總是樂呵呵的，最能長命百歲。這是因為，人的精神活動由心掌管。

《靈樞・邪客》說：「心者，五臟六腑之大主也，精神之所舍也。」很多人不理解，為什麼中醫要將心放到那麼高的地位？其實這在《黃帝內經》中已經說得非常清楚了，「心者，神之舍也」。如果我們用現代的話說，神明就是生命運動中最高的表現形式，就是我們人的精神、思維、意識、情緒、語言、表情等各種複雜的心理活動，以及身體的感覺、運動、定位、判斷、反應等一系列神經功能。

中醫認為，神明所居之地是心，神明從心出發，去控制和協調身體內臟腑、經絡、氣血、津液，生理的、心理的各項活動；若心氣平和、心血滋潤、神明安寧，人的精神、思維、意識、神經活動就清晰正常，身體安泰健康；如果心氣浮躁、血不養心、神明不安，人的精神、思維、意識、神經活動就會失調紊亂，甚至危及生命。

總括來說，心好才能氣血足，精神百倍，心好才能心情好，心情好了，那就是給自己配了一副靈丹妙藥。

良好的精神狀態有益於養心。

哪些症狀表示你的心中毒了？

心臟在人體中的重要性不言而喻。在沒有感受到心臟需要排毒，
沒有明顯的異樣，沒有去醫院就診之前，不妨先進行一番自我檢測，
從細節中看看你的心中毒多深。

舌頭潰瘍

人們一般稱之為上火，舌頭上會有或多或少、或大或小的潰瘍，有些灼
燒的痛感，有的還會感覺發癢，經常好了又壞。

中醫認為心開竅於舌，舌和心臟的關係最為密切，所以潰瘍長在舌頭
上，通常認為是心臟有火，或是火毒。需要注意的是，有兩個常見病與心火
症狀相似，嘴巴周圍連成一串密密麻麻的小水泡是皰疹性口炎，而口角乾裂
是口腔潰瘍的特殊症狀。

舌苔發生變化

舌頭表面的那層像苔一樣的物質就叫做
舌苔。如果體內出現問題，舌苔的厚薄就會
發生變化。一般情況下，舌苔是薄白苔，薄
而均勻地平鋪在舌面，在舌面中部、根部稍
厚。如果舌頭是紅的，舌苔不明顯，那麼就
是心虛火。舌苔較厚，呈黃色，那麼就是心
實火，並經常伴有尿黃和大便乾結的症狀。

舌頭發紅是心虛火，舌苔
黃且厚是心實火。

額頭長痘

不是所有額頭長痘都是心臟有問題。脾氣不好、愛生氣、凡事喜歡計
較、爭強好勝的人，額頭容易長痘。在夏天的時候，長痘的症狀更明顯。

額頭是心臟管轄的部位，心火旺盛成為火毒時，額頭會出現很多痘痘。比如在考試季時，學生們熬夜看書，過於勞心傷神，於是前額痘痘就長出來了。工作壓力大的上班族也會經常在加班後出現痘痘紛紛冒出來的情況。

失眠、心悸

導致失眠的原因有很多，比如白天喝咖啡提神，晚上則睡不著。或者是作息時間不規律，導致入睡困難。還有些人心理壓力比較大，喜歡在臨睡前回想、反思。心跳過速、過慢或跳得不整齊時均會引起心悸，即人們所說的心慌。

心臟處於不停地工作中，當火毒停留於心而無法排除時，人的睡眠就會不安穩。嚴重一些的，就會在睡夢中驚醒。心悸就是人們常說的心慌，多與失眠、健忘、暈眩、耳鳴等並存，凡各種原因引起心臟跳動頻率、節律發生異常，均可導致心悸。

胸悶、刺痛

感覺自己喘不過氣、呼吸急促、心裡有一股氣而無法抒發出來，或者是感覺胸口有石頭壓著，這些都是胸悶的表現，而刺痛會在胸悶的基礎上情況嚴重一些。

有胸悶、刺痛症狀的多數是女性，主要是由鬱悶、心情不舒暢等不愉快的情緒引起的。女性往往情感細膩，遇到不順心的事容易生悶氣，因而感到胸悶、刺痛。

最傷心的壞習慣

心是人體中的「君主之官」、五臟之首、神明所在、生命主宰，它是如此重要，卻很容易受到損害。然而這些損害比較常見，多數時候人們都不會注意到。

過度勞累

心神需靜養，身體和心靈都不要過度勞累。《靈樞‧口問》中說：「心者，五臟六腑之主也，故悲哀憂愁則心動，心動則五臟六腑皆搖。」因而，同樣是五臟養生，心神應該靜養，肝氣需要通暢，在日常生活中肝氣情緒可以宣洩釋放，而心神則絕不能過於勞累。

然而，現代人的生活節奏快，還要擔負著孕育子女、贍養老人、買房購車的壓力。因此，在工作崗位上的人們要適當調整自己的節奏，保持身心愉悅、經常運動、適當休息，在週末的時候安安心心睡一覺，和家人共度溫馨的時光。

過度受冷

心為陽臟，五行中屬火，且主血脈，血液的運行與流通，無不依賴於心陽的溫煦、心氣的推動，所以中醫認為對心構成最大威脅的是六淫中的陰寒之邪。

古書記載，「寒主收引」、「天寒日陰，則人血凝泣」。各種寒冷的刺激會讓身體血管產生不同程度的收縮與痙攣，引發人體組織缺血缺氧，還將大大增加體內兒茶酚胺類物質的分泌，導致血液黏稠度增高，形成血小板聚集和血栓梗死。

人們在春冬季節的保暖意識較強，但在夏天時就會變弱。長時間開空調也有同樣的影響。因此，無論冬夏都要注意保暖。

過度的精神刺激

　　還記得《范進中舉》的故事嗎？相信不少人對這個故事難以忘懷。得知自己中舉的時候，范進「往後一跤跌倒，牙關咬緊，不省人事」。這是典型的喜極而瘋的例子。

　　《素問・陰陽應像大論》說：「在臟為心……在志為喜。」「喜怒不節……生乃不固。」人的精神愉悅，在五臟中與心的關係最為密切。沒有節制的喜悅、憤怒的情緒就會給人帶來強烈的刺激，如心率加快、血壓升高、呼吸急促、汗液分泌，嚴重時甚至會出現休克、昏厥等異常狀況。人的神志宜收、宜藏，在日常生活中要善於調整自己的情緒，避免情緒過度激動。

經常大汗淋漓

　　適量出汗能排毒，但大量出汗會耗傷津血。《素問・宣明五氣》說：「五臟化液，心為汗。」著名醫學家張景岳指出「心之所藏，在內者為血，發於外者為汗，汗者心之液也」。人體出汗量如果過多，超過了津液和血液的生理代償限度，就會耗傷津血。

　　運行和控攝汗液排泄的動力是人的陽氣，大汗淋漓會造成氣隨汗脫，陽氣外洩，導致氣血兩傷、心失所養、神明不安，出現頭暈眼花、心悸氣短、神疲乏力、失眠、尿少等症狀。因此，大汗淋漓傷的是津血，洩的是陽氣。

水是生命之源，能維持身
體新陳代謝，幫助排毒。

特效排毒按摩法

在十二經脈中與心關係最為密切的就是手少陰心經，因此無論是該經所聯繫的內臟（心與小腸），還是它運行經過的部位，所發生的任何異常，都可稱之為心經之病。每天按摩幾分鐘，就能長久解決困擾人們的「心病」。

解決心理問題的妙招：常揉少海

五臟之中心屬火、腎為水，經絡之中心為手少陰、腎為足少陰，故心腎兩臟兩經關係尤為密切。

少海穴在五行中屬水，心在五行中屬火，根據五行中相生相剋的原理，火由水剋，所以凡是心火旺、反侮水之症，都可透過刺激少海穴，去心火、補腎水，來加以緩解和治療。

【少海穴】屈肘 90°，肘橫紋內側端凹陷處即是。

此外，現代人的發病模式，正在由自然單一因素向社會心理綜合因素轉換，各式各樣的人格偏差、行為異常、精神障礙、身心疾病，不斷湧現，甚至嚴重爆發。這些從中醫角度而言，有不少都與人的私慾膨脹、心火旺盛有關，此時也可按摩少海穴，清火瀉欲，以保護人的心理健康。

心火旺，口臭口苦怎麼辦：按壓勞宮

心包既是心的保護組織，代其受邪，不讓心受到外邪的直接攻擊。同時，心包又是心氣、心血向外的運輸通道，故兩者關係十分緊密，功能有所重疊。

在平時，我們可經常用兩手相互交叉，或者再加上一兩個核桃，反復摩搓手的掌心處，

【勞宮穴】手掌心，握拳屈指時中指指尖所指處。

因為這裡隱藏著一個非常重要的保心之穴：勞宮穴。由於手為勞作之器，掌心隱藏深處為宮，故古人稱該穴為「勞宮」。

　　勞宮穴的診治範圍，不是心火亢盛引起的口臭、口苦、口乾舌燥，就是心神不安導致的精神情緒異常，或者是心脈痹阻造成的心悸、胸悶、疼痛。總之它萬變不離其宗，圍繞的就是一個「心」字。

一切與心有關的問題都能緩解：輕按心俞

　　在人體腰背部的足太陽膀胱經上，分布著一組非常特殊的穴位，中醫稱之為俞穴。它既是督脈之氣通於足太陽經，並輸注於內臟的部位，又是各個臟腑之氣通達於體表的部位。輸注於心者，稱為心俞穴。

　　在經絡中，俞穴的主要作用有二，一是可以作為疾病診斷的依據，按壓可發現內臟的疾病；二是可治療對應的臟腑疾病，如《素問·長刺節論》中說「迫臟刺背」，就是透過刺激背部的俞穴，治療分布在胸前側它所對應的內臟疾病。

　　中醫裡，心藏神志、主血脈，在液為汗，在體合脈，其華在面，開於舌，所以凡是人體出現失眠、健忘、煩躁、語言困難等精神情緒方面的異常；胸悶、心悸、心律不齊、心絞痛等心血管功能的紊亂；以及多汗、自汗、盜汗，面色蒼白、缺少光澤等問題，都與心有關，皆可取心俞穴進行治療。具體操作時，可用拇指的指腹，在心俞穴處輕輕揉按數分鐘，但因心為人的「君主之官」，藏神主志，故此處不宜採用過重手法強力刺激。

為方便讀者取穴，採用中醫常用指寸法。一橫指為拇指指間關節橫放的寬度，約為1吋，食指與中指併攏約為1.5吋（全書穴位位置均為簡易取穴法）。

【心俞穴】肩胛骨下角水平連線與脊柱相交椎體處，往上推2個椎體，其下緣旁開2橫指處即是。

特效排毒食療方

若是要排心毒，清心火，首先必須分清虛實、知其根源。如果高熱、頭痛、目赤、渴喜冷飲、煩躁、大便祕結、小便黃、舌紅苔黃、鼻出血等，則為實火，清心時要平抑肝木、清瀉小腸，多吃「苦」；如果咽喉乾痛、顴紅升火、心煩少寐，則為虛火，清心時要滋養腎水，減少汗液不必要的流失、保護好體內的津液，以潤心陰、心血。

苦是心毒的天敵

心火旺盛不僅造成情緒急躁、失眠，還容易引起其他疾病，所以首先要清心火。但是，相對於吃藥瀉火而言，清心火最安全的方法是食療，不僅有益身體健康，而且能防病。

中醫所講的「苦寒」食品多是苦味食品，但苦味食品並不都是味道發苦的，苦味食品主要以蔬菜和野菜居多，如苦瓜、萵筍、絲瓜、苦菜、芹菜等。

多吃一些苦味食品，對實火患者，確實有清涼敗火的作用。但過多地使用苦寒之藥，一會傷害人的胃氣，二會損耗體內的津液，特別是對虛火患者，更是毫無益處。而且根據中醫「春夏養陽」的原則，夏季飲食宜溫，過於寒涼，則會助濕生痰，困脾傷陽。故清瀉心火時，應根據環境氣候特點，個人身體情況，注意陰陽的平衡。

苦瓜含有的生物鹼類物質奎寧，能消炎退熱、清心明目。

芹菜能清熱去火、袪病強身。

萵筍味道較苦，適合做涼拌、小炒等菜餚。

紅色食物讓心越來越年輕

中醫認為，紅為火、為陽，與心相通，故紅色食物進入體內後，可入心、入血。尤其是偏於心氣不足、心陽虛弱者，經常食用一些紅色食物十分有益。而且很多紅色食物具有極強的抗氧化性，具有抗衰老的作用，還能為人體提供蛋白質、礦物質、維生素以及微量營養素，增強心臟和氣血功能。

但要注意，動物中的紅色食品卻不宜過多食用，因為像牛、羊、豬等紅肉類食品，具有脂肪多、能量高的特點，長期過多食用容易導致體內血管硬化，血壓增高，血脂和血液黏稠度的異常，最終危及心臟的健康。如果想既吃葷又養心，那就葷素搭配，少葷多素，均衡的營養是健康的最大基石。

常見的紅色食物如紅棗、紅豆、桂圓等，燉湯、煮粥的時候都可以放一些，十分滋補。飲品類的紅色食物主要有紅茶和葡萄酒。

紅茶在經過充分的發酵、乾燥等加工工藝之後，茶多酚成分大大減少，而茶黃素的含量卻增加了，茶黃素具有調節血脂、預防心血管疾病的功效。

每天喝一小杯紅葡萄酒對心臟有益，這也正是法國人心血管疾病發生率比其他國家低得多的原因。法國飲食與整個西方飲食一樣，都攝入大量的肉類等含膽固醇很高的食物，但法國人患冠狀動脈粥樣硬化性心臟病（簡稱冠心病）的機率卻只是美國人、英國人的 1 ／ 3。晚餐喝點葡萄酒既浪漫又能保健，何樂而不為？

桂圓的主要功效是安神，能治療失眠、健忘、驚悸等。

紅豆煮粥熬湯皆可，有利水清熱的功效。

紅棗有補中益氣、養血安神、緩和藥性的功效。

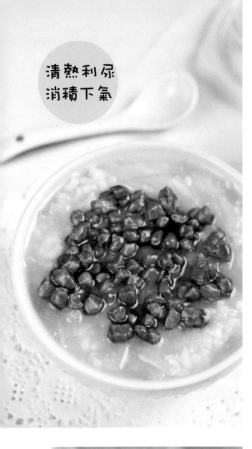

清熱利尿
消積下氣

萵筍瘦肉粥

常心悸、失眠的人要多吃萵筍，因為萵筍富含
鉀，常吃能減少心房的壓力，消除緊張情緒，
幫助睡眠。口味偏淡的人可以清炒萵筍，但最
好不要直接涼拌，以免因萵筍性寒而傷胃。

食材

萵筍、瘦肉各 30 克，白米 50 克，鹽適量。

做法

①萵筍洗淨，切絲；瘦肉洗淨，切碎；白米
　淘洗乾淨。
②將萵筍絲、碎肉和白米放入鍋中，加水適
　量熬煮。
③煮至米爛汁黏時，加鹽，再稍煮片刻即可。

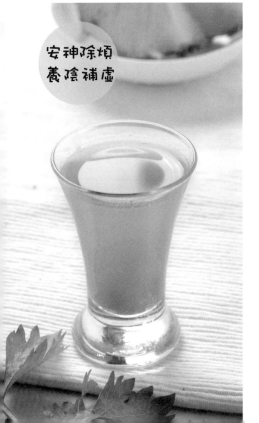

安神除煩
養陰補虛

芹菜鳳梨汁

芹菜味甘辛，能夠清熱解毒、鎮靜降壓，對於
經常失眠的人來說，是非常好的睡前食物。日
常飲食中，可以涼拌、大火快炒為主，以減少
營養成分的流失。

食材

芹菜 1 ／ 2 根，鳳梨 1 ／ 4 個。

做法

①芹菜去葉留莖，洗淨，切成小段。
②鳳梨去皮，果肉切成小塊，用鹽水浸泡 10
　分鐘。
③將處理好的芹菜段和鳳梨塊倒入果汁機
　中，加適量水榨汁即可。

苦瓜煎蛋

苦瓜煎蛋有清熱解毒的功效，夏季食苦能養心。中醫認為，夏天要吃「苦」，苦瓜煎蛋可以消暑熱、降火氣，對常見的上火症狀如長痘、嘴起泡、口腔潰瘍有很好的食療作用，能幫助身體有效排毒。

食材

苦瓜 150 克，雞蛋 2 顆，蒜、鹽各適量。

做法

①蒜切碎，剁成蒜泥。

②苦瓜洗淨，切成薄片，用鹽水汆燙一下，撈出瀝乾。

③雞蛋加鹽打散，放入苦瓜片，攪拌均勻。

④油鍋燒熱，倒入苦瓜蛋液，小火煎至兩面金黃。

⑤關火，用鏟切成小塊，撒上蒜泥即可。

清心明目
清熱解毒

消腫潤燥
養潤心肺

杏仁豆漿

杏仁中的苦杏仁苷可避免心臟病發作，有助於保持正常的血壓。此外，杏仁富含維生素 E，可淨化血液，延緩衰老，是女性的保養佳品。

食材

黃豆 50 克，杏仁 10 克，
松仁 5 克，冰糖適量。

做法

①黃豆用清水浸泡 10~12 小時，撈出洗淨。
②將黃豆、杏仁、松仁放入豆漿機，加水
　啟動。
③榨好後濾出，加適量冰糖攪拌均勻即可。

潤燥止渴
清心安神

白蘿蔔蓮藕汁

蓮藕性寒，具有清熱除煩、涼血止血、散血散瘀的功效，因此適合鼻出血、瘀血、吐血、便血的人食用。脾胃不好的人和老年人食用時可減少白蘿蔔的量，以免引起脹氣。

食材

白蘿蔔、蓮藕各 100 克，蜂蜜適量。

做法

①白蘿蔔、蓮藕洗淨，分別搗爛，取汁。
②將白蘿蔔汁與蓮藕汁混合，加蜂蜜攪拌均
　勻即可。

銀耳豌豆苗

研究證實，常吃豌豆能降低
體內三酸甘油酯的含量，降
低心臟病的發病率。豌豆苗
口感更好，營養價值更高，
很適合小孩和女性食用。

食材

豌豆苗 100 克，白木耳 50 克，
料酒、太白粉、鹽各適量。

做法

①白木耳用溫水泡發，去根洗淨，放入開水
　中汆燙一下，撈出。

②豌豆苗洗淨，也用開水汆燙一下，撈出。

③鍋中加水，加入料酒、鹽、白木耳，煮 3
　分鐘。

④用太白粉勾芡，翻炒後轉盤，撒上豌豆苗
　即可。

瓜荷薏仁湯

需要注意的是，荷葉、薏仁都是性味寒涼的食
物，女性在經期間不宜食用。冬瓜利水消腫、
清熱解暑，荷葉消暑利濕，薏仁溫中散寒，這
款湯羹既能健脾利水，又能瘦身美容。

食材

鮮荷葉半張，冬瓜 200 克，
薏仁 30 克，鹽適量。

做法

①鮮荷葉洗淨，切塊；薏仁淘洗乾淨。

②冬瓜洗淨，去皮，切成菱形薄片。

③將薏仁、荷葉塊、冬瓜片一起放進燉鍋
　內，加適量水煮沸。

④小火燉半小時左右，除去荷葉塊，加鹽調
　味即可。

甜椒炒牛肉

牛肉具有補脾和胃、益氣補血、健脾養胃的功效，能幫助排心毒，尤其適合貧血、血虛、身體虛弱的人食用。甜椒炒牛肉營養搭配均衡，為身體補充蛋白質和維生素。

食材

甜椒 200 克，牛里肌肉 100 克，雞蛋、料酒、食用澱粉、生薑、醬油、高湯、甜麵醬、鹽各適量。

做法

①雞蛋打碎取蛋清。牛里肌肉洗淨，切絲，加鹽、蛋清、料酒、食用澱粉攪拌均勻。

②甜椒、生薑分別洗淨、切絲；將醬油、高湯、食用澱粉調成芡汁。

③甜椒絲炒至八分熟，備用。

④牛肉絲炒散，放入甜麵醬、甜椒絲、薑絲炒香。

⑤勾芡，翻炒均勻即可。

補氣養血
壯陽滋陰

百合粥

心理壓力大、失眠、心悸都是心毒的表現，這時候多吃一些百合，能去火除燥，使人心情舒暢，遠離焦躁、憂慮的負面情緒。

食材

鮮百合 30 克，白米 50 克，冰糖適量。

做法

①鮮百合掰瓣，洗淨；白米淘洗乾淨。
②將白米放入鍋內，加適量水，大火燒開。
③轉小火煮，快熟時放入鮮百合、冰糖，煮至略黏即可。

健脾利水
養顏美容

枸杞白米糊

枸杞能夠安神補虛，對於更年期婦女和情緒急躁的人來說，是排心毒、補氣血的優質食物。胃寒的人可以多放一些生薑，可以暖胃。

食材

白米 60 克，紅棗 2 顆，枸杞、生薑各 8 克。

做法

①白米淘洗乾淨，用水浸泡 2 小時。
②枸杞洗淨，用溫水浸泡。
③紅棗洗淨，去核；生薑切塊。
④將所有材料放入豆漿機中，加水至上下水位線之間，煮熟即可。

安中益氣
強健筋骨

番茄蒸蛋

番茄中的維生素 C 和維生素 P 可抗衰老，保護血管，經常食用能祛斑、抗衰老、護皮膚、助消化，有潤腸通便、排出毒素的功效。番茄可以抗衰老，還能祛斑美容。

食材

番茄、雞蛋各 1 個，鹽適量。

做法

①番茄洗淨，去皮切丁，放入油鍋中，大火快炒片刻。

②雞蛋加鹽打散，加適量水，小火蒸煮。

③蒸至七分熟時，放番茄丁，繼續蒸熟即可。

桂圓具有益心脾、補氣血、安心神的功效，是傳統的補血佳品，對心悸、神經衰弱等心毒症狀有很好的治療作用。

桂圓蓮子粥

補血安神
健腦益智

食材

白木耳、龍眼肉各 50 克，
蓮子 15 顆，冰糖適量。

做法

①蓮子洗淨，浸泡 2~4 小時；白木耳泡發，洗淨去蒂，撕成小片；龍眼肉用溫水浸泡 5 分鐘後，沖去雜質，倒入適量清水，備用。

②將白木耳、蓮子、龍眼肉倒入煲內，加適量水煮開。

③放入冰糖，轉中小火繼續燉煮 90 分鐘左右即可。

銀耳櫻桃粥

白木耳能益氣和血，櫻桃能養顏補血。二者搭配，能滋陰養顏，排除體內的垃圾，是一款專為女性打造的調養佳品。

食材

白木耳 50 克，櫻桃 30 克，

白米 80 克，桂花糖、冰糖各適量。

做法

①白木耳泡發，去蒂洗淨；櫻桃洗淨。

②白米淘洗乾淨，浸泡 30 分鐘。

③白米加水煮沸，放入冰糖，轉小火熬煮成粥。

④放入白木耳、櫻桃、桂花糖，略煮片刻後攪拌均勻即可。

益氣和血
養顏美容

薑棗紅糖茶

這款養生食療方不僅能補益中氣，預防感冒，抵禦流感病毒，還能改善女性小腹冷痛、氣血虛弱等症狀。唇紅、口乾、五心煩熱屬陰虛火旺體質者忌用。

食材

生薑 10 克，紅棗 10 顆，紅糖 20 克。

做法

①紅棗洗淨，去核；生薑切細絲。

②將紅棗、生薑絲、紅糖放入鍋中，加適量水熬煮。

③煎湯取汁，每日 2 次即可。

溫脾祛寒
補血調經

補氣養血
健脾益胃

紅棗粥

紅棗是補養佳品,食療藥膳中常加入紅棗補養身體,滋潤氣血。平時多吃紅棗,還能提升身體的元氣,抵禦外邪等毒素侵襲,增強免疫力。貧血的女性每天在米飯或湯粥裡放兩三個紅棗,症狀就能得到改善。

食材
白米 30 克,紅棗 6 顆。

做法
①白米淘洗乾淨;紅棗洗淨。
②將所有材料放入鍋中,加適量水。
③大火煮開後,轉小火熬煮成粥即可。

補中和血
益氣生津

花生紅薯湯

常吃紅薯能幫助降低膽固醇,防止體內毒素沉積,預防動脈粥樣硬化,從而降低心腦血管疾病的發病率。

食材
紅薯 1 個,鮮牛奶 1 杯,花生、紅棗各適量。

做法
①花生、紅棗洗淨,用水浸泡 30 分鐘;紅薯洗淨,去皮,切塊。
②鍋中放入花生、紅薯塊、紅棗,加水超過 2 公分。
③小火燒至紅薯變軟,關火。
④盛出煮好的湯,倒入鮮牛奶即可。

第三章

排肝毒

最重要的排毒器官最需要保養

五臟之中肝屬木，就像自然界中的植物，喜歡無拘無束、隨意地生長。養肝就要保持柔和、舒暢的心情，維持其正常的疏洩功能。但是現代人很難做到，因為現實壓力大，很多人又忙於應酬，酗酒、熬夜、大魚大肉都會讓肝不堪重負。

肝是人體的健康衛士

《素問‧靈蘭祕典論》說：「肝者，將軍之官，謀慮出焉。」《黃帝內經》把人的肝比喻成一個有勇有謀的將軍，用現代人的話說就是人體的健康衛士。

現在很多人都是肝有毛病，工作壓力大、熬夜，還容易鬧情緒，不管當時是發火了還是憋在心裡，這個火都產生了，時間一長，很多毛病就出來了，比如月經紊亂，提前或者延後幾天，有的時候覺得頭暈、發昏，有的時候覺得口乾，還不願意喝水。而且，總是嚴重了才去看病，平時也沒誰注意這個。

肝主疏洩

肝有一個非常重要的功能，就是主疏洩。疏，即疏通、舒暢；而洩，就是發散、宣洩。中醫中的肝主升、主動、主散，就如同一個將軍：在外巡遊四方、固守邊疆。對內疏洩氣機，助脾之升、胃之降，運化水穀精微。

《黃帝內經》中，前人根據不同年齡層人的生理和心理狀況，提出了肝「在志為怒」的觀點。養生保健就是要依照各個年齡段的特點行事，順利完成這個天賦的生命過程。

「人生十歲，五臟始定，血氣已通，其氣在下，故好走。二十歲，血氣始盛，肌肉方長，故好趨。三十歲，五臟大定，肌肉堅固，血脈盛滿，故好步。四十歲，五臟六腑，十二經脈，皆大盛以平定，腠理始疏，榮華頹落，發頗斑白，平盛不搖，故好坐。五十歲，肝氣始衰，肝葉始薄，膽汁始減，目始不明。六十歲，心氣始衰，苦憂悲，血氣懈惰，故好臥。七十歲，脾氣虛，皮膚枯。八十歲，肺氣衰，魄離，故言善誤。九十歲，腎氣焦，四臟經脈空虛。百歲，五臟皆虛，神氣皆去，形骸獨居而終矣。」

一個人成長到 10 歲的時候，五臟基本上長好了，氣血流通，因主要集中在人體下部，所以喜歡走或跑；20 歲時氣血變得旺盛，肌肉逐漸發達，這個年紀的人喜歡快走；30 歲時五臟發育完全，肌肉結實，氣血充盛，走路都邁著方步，不緊不慢；40 歲時臟腑都發展到極點而開始衰退，皮肉開始鬆

弛，頭髮開始脫落，兩鬢斑白，不再喜歡走動，而是樂意坐下來；50歲時肝氣開始衰弱，膽汁減少，視力就不好了；60歲時心氣衰弱，氣血運行遲緩，常會產生悲觀的情緒，體力不濟，喜歡躺著；70歲時脾氣虛損，皮膚乾燥沒有光澤；80歲時肺氣衰弱，精神不濟，說話常常出錯；90歲時腎氣衰竭，其他四臟也因為失去了腎臟的滋養而日漸空虛；100歲時，五臟都虛損了，精神和氣血也都耗竭，只剩下形體，這個時候人就壽終正寢了。

月經失調與肝有關

很多女性的情緒特別容易波動，愛生氣，還易疲勞，尤其是月經期前後。這是因為女性「以血為主」、「以肝為本」，當月經即將來臨時，以及月經期間，肝中陰血多匯聚於子宮，陰血潛行於下，陽氣浮越於上，這就容易導致肝氣橫逆，易生氣、易發怒。這裡就涉及到肝的另外一個主要功能：主藏血。

若肝的藏血功能受到損害，人體最容易感受到的就是疲勞。人的臟腑、經絡、肢體，皆為血所養，肝血不足時，流向全身的血液就會明顯減少，從而影響到氧氣和營養物質的輸送，人就容易因缺氧和營養不良產生疲倦。

適當發火，少生悶氣

在生活中保持肝氣的柔順、平和與寧靜，對於健康是非常重要的。如果總是大發雷霆，會使肝升發太過，發生嘔血、昏厥、腦血管出血等危險症狀。《三國演義》中周瑜大怒之下箭傷迸裂、倒地而亡，就是「大怒傷肝」的典型案例。如果總是心情壓抑、情志不悅，容易導致肝氣鬱積、氣機阻滯。正因為如此，《紅樓夢》裡的林黛玉才會那麼年輕就香消玉殞。

所謂將軍怒髮而衝冠，才足以顯示其勇猛無畏之氣，這個怒絕非病態，而是肝本色的自然顯露。同樣的道理，肝氣該升發時不升不發，該收降時不收不降，那只能說明此時肝的疏洩功能發生了異常。

總是大發雷霆的人，發火之前先想想原因和結果。沒想清楚就默數100個數字，時間一過，情緒就會穩定很多。總是悶悶不樂的，不妨發發火。平時和親友說說有趣的事情，也是很有效的。

哪些症狀表示肝中毒了？

肝原本是人體內最重要的排毒器官，當肝中毒的時候，一定要重視。若毒素不能順利從肝臟排出，身體上的諸多反應都會給予提示。

指甲上有豎紋

如果指甲表面不夠光滑，出現一條條的豎紋，這可能是最近休息不夠。當人操勞過度、用腦過度、睡眠不足的時候，這些豎紋會很清楚地顯現出來。如果豎紋一直存在，則可能是體內缺乏維生素 A。這時候，就要及時調整自己的作息時間，早些入睡，吃一些護肝養肝的食物，如豬肝、雞肝、花椰菜、紅蘿蔔等。

雞肝是補血養生的上佳食材。

情緒容易抑鬱、暴躁

肝臟主情志，肝臟是人體內調控情緒的器官，所以當肝臟出現問題，有毒素積聚的時候，就會阻塞氣機的運行，人就會更加容易產生抑鬱、低落、暴躁等不良的情緒。

所以想要養肝，首先還是要調節自己的情緒。多喝牛奶，多吃燕麥、香蕉、魚類等食物，可以改善情緒。平常多聽一些輕音樂，看一些充滿童心的卡通、令人捧腹的喜劇、浪漫美好的愛情劇都很不錯。

手掌充血

當患了慢性肝炎（特別是肝硬化）後，在大拇指和小指其根部的大小魚際處皮膚出現了片狀充血，或是紅色斑點、斑塊，用力加壓後會變成蒼白色。這種與正常人不同的手掌稱為肝掌，但並不是出現肝掌就得了肝病，需

要結合患者的飲酒史、代謝病史，並進行身體檢查、肝功能檢查等多項檢查才能斷定。

眼睛不適

《黃帝內經》的「五勞所傷」中有一傷：「久視傷血」。這裡的「血」，指的就是肝血。中醫認為，眼睛乾澀多為肝血不足、肝腎陰虛所為，當以養肝益腎。

肝開竅於目，當眼睛出現問題的時候，多數是肝有問題了。眼乾、刺痛、見風流淚都和肝有關。眼睛有紅血絲的時候，可能是睡眠不足或者上火引起的；眼睛腫痛，還伴有頭暈、頭痛，可能是肝火內熱引起的。因為肝主怒，與少陽經互為表裡，所以耳朵上的問題也會和肝有關，如耳鳴、暈眩。

月經失調

肝主疏洩，具有疏洩、升發的功能，它與人體氣機的升降與調節有密切關係。人的精神樂觀，肝的疏洩功能正常，則氣機舒暢，升降有序，氣血和平；如果肝氣抑鬱，多疑善慮，甚至哀愁痛哭，就會月經失調。

如果肝氣鬱結，則血流不暢，勢必影響到肝藏血的基本功能，從而出現胸脅刺痛，月經失調，甚至是經閉。

清朝名醫葉天士提出「女子以肝為先天」的觀點，認為女性獨具先天是由女性的生理特性所決定的，這也反映了肝與女子生理特性密切關聯。女性以血為本，經水為血所化，肝為藏血之臟，司血海，主疏洩，具有儲藏血液和調節血流的作用。肝脈所過之處，與衝任有密切的關係，婦科疾病多為衝任損傷，而衝任損傷與肝的病變互為因果。臨床上的常見病都和肝及衝任損傷密切相關，所以婦科治療常以疏肝養肝等法為主。

紅蘿蔔中的胡蘿蔔素進入人體後有補肝明目的作用。

最傷肝的壞習慣

　　現代人的生活節奏較快，很多人時常餐不定時、食不均衡、暴飲暴食，使得脾胃虛弱、運化失職。再加上受精神緊張、情緒波動、失眠熬夜等因素的影響，出現肝鬱化火、肝氣橫逆。此外，過於豐富的營養物質，令人的生理發育期迅速提前，這很容易造成精液和經血下洩的異常，其根源仍在於肝失疏洩。

用眼過度

　　人們的生活工作、娛樂消遣，越來越離不開電腦和電視，長期盯著螢幕，表面上受傷的是眼睛，其實最終的受害者卻是肝。眼睛若過度疲勞，就會大量消耗肝血。

　　中醫認為，無論是保護視力還是養眼明目，首先就得補益肝血。倘若體內肝血不足、津液虛虧，或者肝氣升發無力，陰血不能上達於頭目，眼睛得不到很好的營養和滋潤，就會導致頭暈目眩、眼睛昏花、乾澀、視物不清。

飲酒過量

　　很多人總覺得自己能喝、沒醉就行，卻不知道已經傷了肝。肝雖能解毒，但肝不僅僅是為了解毒而存在。促進脾胃的運化、膽汁的分泌、代謝產物的排泄暢通等活動，這些都需要肝來完成。

　　酒裡的乙醇進入人體後，對肝細胞的損害極大，它不僅會干擾肝的正常代謝，甚至可引發酒精性肝炎及肝硬化。而且中醫認為肝經圍繞人的生殖器循行而過，所以大量飲酒，還會影響人的性功能和生殖功能。所以為了自己的身體健康和下一代的優生優育，還是少喝酒為好。

經常熬夜

　　為什麼現代人常感到身體不適？一個很重要的原因就是缺少睡眠與休息，過度地操勞和疲憊。中醫認為，睡眠是人體恢復陰陽平衡非常重要的調節手段，是生命在運動代謝過程中最好的節能方法。

　　自然界中，「陰主靜、靜生陰，陰氣盛則寐，陽主動、動昇陽，陽氣盛則寤」；所以當人休息睡眠時，陰血回歸於肝，靜臥其中以滋潤肝氣，此時人就會陰平陽祕，寧靜安詳。相反，經常熬夜、缺少睡眠，陰血則散布於外，血不藏肝，肝中的陽氣就會躁動不安，從而引發肝火上炎、肝陽上亢、肝風內擾等各種病證。

過度服藥

　　眾所周知，肝臟具有強大的解毒功能，同時肝臟的新陳代謝也是最旺盛的。正是因為肝臟的代謝有解毒、清毒、降毒、減毒的功效，被人們吃進、吸進肚子裡的食品添加劑、酒精、藥物、煙塵等有害物質才不至於嚴重威脅人們的身體健康。但如果人們總是過度地服藥，總有一天肝會吃不消。

　　防病吃保健藥，沒病吃補藥，減肥要吃藥，美容還要吃藥。然而「是藥三分毒」，哪怕是對症藥物，也要先勞駕肝臟進行代謝、解毒，讓肝非常疲勞，由此導致的肝功能減退也就是必然的結果了。所以沒病就少吃藥。

花椰菜中含有豐富的維生素 C，
能增強肝臟的解毒能力。

特效排毒按摩法

不管是實證的肝氣阻滯、肝火灼盛、肝陽上亢，還是虛證的肝血不足、肝腎陰虛，人們都可以根據各自不同的情況進行調理。

人體自帶的「出氣筒」：按壓太衝

每個人都會有生氣發怒、表達不滿的時候，但此種情況一旦發生，就應讓它有所發洩、有所排解。從中醫經絡學角度講，這時候若能按壓一下自己的太衝穴，會有意想不到的效果。

無論是肝火、肝陽、肝氣、肝風，只要是肝經之病，皆可取其瀉之、平之、消之。中醫認為，人之所以會煩躁暴怒、情緒失常，就是肝氣不暢所致，所以按壓此穴，可助人疏洩不平、消除怒氣、緩和心情，因此有人將太衝穴，稱之為人體的「消氣穴」、「出氣筒」。

【太衝穴】足背，沿第 1、第 2 趾間橫紋向足背上推，感覺到有一凹陷處即是。按壓太衝穴可以疏肝理氣、通調氣機。

此外，在日常生活中和臨床上，我們常會發現人在發怒時，面紅耳赤、頸部青筋（靜脈）擴張，甚至突然跌倒昏厥，這是因為肝氣上逆，血隨氣湧所致。根據中醫「陽病治陰，上病下取」的治療原則，取位於人之下端，又是陰經肝經之穴的「太衝」，既可以陰制陽、平肝息風，又能宣洩肝氣、引血下行，將鬱怒之火清瀉而出。

改善情緒，遠離婦科疾病：按揉行間

女性以肝為本，如果是肝氣失於疏洩，就會導致各種婦科問題。中醫認為，肝經分布於兩肋，乳頭屬肝。由於女性比較多愁善感，情緒易波動，愛生氣，這很容易造成肝氣鬱結、血行不暢，出現胸部悶脹、乳房疼痛、月經

失調等不適。尤其是月經來臨前，肝氣失
於滋潤，而上竄於乳房，乳房疼痛症狀更
為明顯。

　　當出現上述症狀時，可按摩位於足
背第 1 趾與第 2 趾之間，趾蹼緣的後方赤
白肉際處的行間穴。行間為肝經的「滎」
穴，以疏肝解郁、清肝瀉火而見長，故女
性經常按揉此穴，可有助於調理氣血、疏
經通絡、緩解疼痛。

【行間穴】在足背部第 1、第
2 兩趾之間連接處的縫紋頭
處即是。

生氣之後沒食慾：按摩足三里

【足三里穴】手虎口圍住髕骨上外緣，
餘四指向下，中指指尖處即是。

　　人生氣或發怒是肝火過度旺盛的
表現，肝木過旺則對脾土剋制過度，導
致脾的運化飲食功能下降，從而出現
食慾不振的狀況。這種情況下可以按揉
太衝穴、足三里穴，讓上升的肝氣往下
疏洩。

　　經常按摩足三里，具有健脾和胃、
調中理氣、導滯通絡的功效，每天按揉
足三里穴 30~50 次，對腹脹、腹痛、便
祕、腹瀉等都有很好的作用。

　　另外給大家推薦一個簡單的方法，
平時工作或在家用功學習的時候，把鞋
脫掉，用一隻腳的腳後跟踩按另一隻腳的太衝穴至行間穴一線，也可以踩按
大腳趾，這裡有肝經的大敦穴和脾經的隱白穴，可以調和肝脾。

眼睛乾澀：按揉曲泉

　　經絡中，曲泉為肝經的合穴，五行中屬水，因木由水生，腎水為母，肝
木為子，故曲泉穴又被人稱為母穴，以隱含腎水涵養肝木之意。

【曲泉穴】膝內側，屈膝時可見膝關節內側面橫紋端，其橫紋頭凹陷處即是。

足趾向上翹起來時，會從腳底浮現出一條筋，這就是【地筋】。

　　如果仔細探究就會發現，中醫經絡學中許多穴位的名稱都含有深意。如「曲泉」一穴，其曲是指該穴位於屈膝時，膝關節內側面橫紋端的凹陷處；而泉指的就是水，它形容此處就像一個源源不斷的泉眼。

　　根據中醫「虛則補其母、實則瀉其子」的治療原則，如果肝屬虛證，則應以滋養腎水為主，此時除了可選湧泉、太溪、復溜等腎經之穴外，肝經之中最為合適的就是曲泉穴。

　　當身體出現頭暈目眩、視力模糊、心悸耳鳴、失眠多夢、腰膝痠軟、手指麻木、經量稀少、下肢痿痹等肝血不足之象時；或者一段時間以來經常熬夜，用眼過度，肝血受損者，自己即可輕輕按揉一下曲泉穴。

　　按揉時，可將四指併攏，隨後在膝部內側，從下向上，在左右兩穴各揉按數分鐘，補腎水而養肝血。從中我們也可以發現，曲泉雖與太衝、行間同為肝經之穴，但曲泉穴側重於補，而太衝、行間兩穴側重於瀉。

按揉腳部也護肝：揉地筋

　　《黃帝內經》上說：「肝主筋。」筋就是人身體上的韌帶、肌腱部分。而「天筋藏於目，地筋隱於足」，將腳底面向自己，把足趾向上翹起，就會發現

一條硬筋會從腳底浮現出來，這就是地筋。經常按摩這條地筋，會有神奇的功效。

　　肝氣不足、血不下行的人，揉這個地方的時候會感覺這根筋軟弱無力，塌陷不起，這樣的人需要把這根筋揉出來才好。還有的人這根筋雖然很粗大，但揉的時候卻毫無感覺，也不堅韌，這種情況常見於 50 歲以上的男性，這類人通常年輕時脾氣暴躁，肝功能較強，但現在已經肝氣衰弱，因此更需要常揉此筋。

肝膽疾病的剋星：按壓陽陵泉

　　人體中肝膽互為表裡，無論是疏洩肝氣，還是促進膽汁排泄，都應從膽而走。陽陵泉作為足少陽膽經的「合穴」，對肝膽這一臟一腑，以及其所屬經絡的疾病，都具有逆氣而洩、舒經通絡的作用。

　　合穴在經絡中是指水流聚集匯合的地方，這時經氣自四肢末端流淌至此，就猶如一條條小溪匯成了大河，形成了一股盛大的水流，滾滾向前不可阻擋。合穴分布於肘、膝等大關節的附近。所以，肝膽出了問題，首先找陽陵泉。

　　有肝膽病史的患者，平時可經常以手指按壓陽陵泉，這樣既能疏解肝氣、緩解肋部疼痛。即便是正常人，若進食了高脂肪類食品，也可用手指按壓陽陵泉穴，以促進膽汁的排泄，預防膽囊炎、膽結石、脂肪肝等疾病的發生。

【陽陵泉穴】屈膝 90°，膝關節外下方，腓骨小頭前下方凹陷處即是。

特效排毒食療方

養肝最重要的是調節情緒，這一點不必再多說。在飲食上，根據中醫的原理，可以吃一些清肝、補肝的食物進行調理，適當減輕肝的負擔。

寒性食物瀉火，酸甘食物生津

現代人最常用的瀉肝火食療方可以寒性食物為主，同時還能清洩心火。臨床上常見的頭痛口苦、眼屎增多、情緒暴躁、容易衝動，大多為肝火上炎所致，屬於實火，當以瀉為主；而頭暈目眩、潮熱盜汗、腰膝痠軟，失眠多夢，大多由肝腎陰虛所為，屬於虛火，應以補為主。

根據中醫理論，清瀉肝中實火，無論藥療食療，多以苦寒或甘寒之品為主，如夏枯草、野菊花、苦瓜、綠豆等；而滋補腎水肝血，所用之物以鹹寒、甘寒、酸甘為多，如生地、龜板、鱉甲、西瓜等。

中醫認為酸味入肝，具有收斂、固澀、止汗、止瀉等作用；現代臨床研究發現，酸味食物有增強人的消化功能和保護肝臟、降血壓、軟化血管之功效，如烏梅、石榴、山楂、柳橙等。因辛甘可助陽生火，所以肝火旺盛之人，應盡量避免食用辛辣、油炸、肥甘、厚味、溫熱、濕膩的食物；而酸甘則能化陰生津，平時可多食用一些既酸又稍帶甜的食品，如草莓、番茄、烏梅等，以化津生液，補陰血、退虛火。

龜板能滋腎潛陽，益腎健骨，養血補心。

夏枯草有清肝火、降血壓的功效。

野菊花有清肝火的作用，可泡茶飲用。

讓青色食物給你的肝「減負」

　　肝主青色，酸味補肝。因此，在五色食物中，青（綠）色食物最養肝。青色類食物中含有大量的膳食纖維，它能促使腸胃的蠕動，幫助體內代謝產物的排泄，從而減輕肝的負擔，這樣一來也就間接地發揮了保護肝的作用。

青椒含有大量維生素C，能清熱、鎮痛。

　　青色食物以入肝經為主，在體內常扮演著「清道夫」和「守護神」的角色，發揮清熱解毒、疏肝強肝的作用，同時還能減輕和消除各種毒素對人體健康的損害，增強身體的免疫力，消除疲勞，如綠豆、菠菜、綠花椰、黃瓜、絲瓜、芹菜、青椒、茼蒿、萵筍、薺菜、油菜、四季豆、空心菜、苦瓜等。

　　肝火旺的人，在飲食上要多吃含維生素的蔬菜和水果，多喝水，少喝酸甜飲料，少吃辛辣、煎炸食品。其中，紫甘藍、花椰菜、山楂、蘋果、葡萄等食物不僅富含礦物質，鈣、鎂、硅的含量尤其高，有寧神、降火的功效。草莓雖然不屬於青色食物，但有很好的清暑、解熱、除煩功效。番茄也不屬於青色食物，但能清熱解毒、平肝去火。雖然現在一年四季都可以買到番茄，但番茄是夏季的時令蔬菜，只有夏季的番茄營養最豐富。

豇豆有調和臟腑、安養精神、利水消腫的功效。

番茄雖然是紅色食物，但同樣具有清除肝火的功效。

平肝清熱
祛風利濕

西芹腰果

西芹腰果有平肝降壓、軟化血管的功效。西芹是降血壓、軟化血管功效最強的食物之一，還能助肝排毒。它還含有大量的鈣質和鉀，對身體十分有益。不過，有生育計畫的男性要少吃芹菜，以免造成影響。

食材

西芹 200 克，腰果、瘦肉各 50 克，蔥、蒜、醬油、鹽各適量。

做法

①蔥切段；蒜切碎；瘦肉洗淨，切片；西芹洗淨，切段。
②油鍋燒熱，放入腰果，炒熟，撈出。
③鍋中加適量油，放入瘦肉片，然後加醬油、蔥段、蒜末爆香。
④放入西芹段翻炒，加適量鹽。
⑤待西芹炒熟後，放入腰果，再翻炒幾下即可。

涼拌空心菜

空心菜味甘，性寒，入肝、心、大腸、小腸經，具有清熱涼血、利尿除濕的功效，能有效排出人體內的濕毒。

食材

空心菜 250 克，蒜、香油、鹽各適量。

做法

①蒜切碎；空心菜洗淨，切段。

②水燒開，放入空心菜段，燙 2 分鐘，撈出。

③將蒜末、鹽與少量水調勻後，再淋入香油，做成調味汁。

④將調味汁和空心菜段攪拌均勻即可。

香菇青江菜

青江菜性涼，入肝、脾、肺經，可行滯活血、消腫解毒、破氣消腫，而且青江菜中所含的成分能促進血液循環，增強肝臟的排毒機制。

食材

香菇 6 朵，青江菜 250 克，鹽適量。

做法

①青江菜洗淨，切段，梗、葉分開放置。

②香菇洗淨，用溫開水泡開後去蒂。

③油鍋燒熱，放入青江菜梗，燒至六分熟時加鹽，放入青江菜葉一起炒。

④放香菇和泡香菇的溫開水，燒至青江菜梗軟爛即可。

安和五臟
清熱解毒

綠豆蕎麥糊

綠豆能清熱解毒,蕎麥能軟化血管,都是清肝明目的好食物。中醫理論認為,綠豆清熱之功在皮,解毒之功在肉。這款綠豆蕎麥糊偏於解毒,消暑則首選大火煮沸的綠豆湯。

食材

蕎麥 70 克,綠豆 50 克。

做法

①綠豆洗淨,用水浸泡 10~12 小時。
②蕎麥洗淨,浸泡 3 小時。
③將蕎麥、綠豆放入豆漿機中,加水至上下水位線之間,製作完成即可。

清肝利膽
健胃消食

蒜蓉 A 菜

A 菜具有清肝、利膽的功效,可以改善肝臟功能,助肝排毒,還能刺激消化液的分泌,促進食慾。

食材

A 菜 300 克,蒜、鹽各適量。

做法

①將 A 菜洗淨,用手撕成段。
②蒜拍碎,剁成蒜泥。
③油鍋燒熱,放入 A 菜段和蒜泥,迅速翻炒。
④炒至 A 菜顏色翠綠時,加鹽調味即可。

什錦花椰

常吃綠花椰和花椰菜能增強肝臟的解毒能力，提高身體免疫力，防止感冒和壞血病的發生。

食材

綠花椰、花椰菜各 200 克，紅蘿蔔 100 克，白糖、醋、香油、鹽各適量。

做法

① 綠花椰、花椰菜分別洗淨，撕成小朵；紅蘿蔔去皮，切片。

② 將所有蔬菜放入開水中汆燙熟，放涼後盛盤，加白糖、醋、香油、鹽，攪拌均勻即可。

清熱解渴
補脾和胃

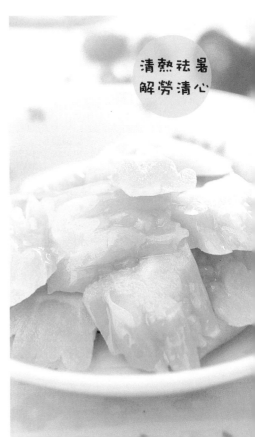

涼拌苦瓜

苦瓜具有清熱解毒、止渴除煩的功效，是降火的最佳食物之一。這道涼拌苦瓜既能祛暑降火，又能最大程度地保留苦瓜清脆的口感，很適合在上火、食慾不振的時候食用。

食材

苦瓜 100 克，香油、鹽各適量。

做法

① 苦瓜洗淨，切片，放入開水中汆燙。

② 將苦瓜片放入涼水中，浸泡片刻後撈出。

③ 加入適量香油、鹽，攪拌均勻即可。

清熱祛暑
解勞清心

陳皮海帶粥

經常食用陳皮海帶粥能排除體內的毒素，緩解肝的排毒壓力。而且陳皮海帶粥具有補氣養血、清熱利水、安神健身的功效，適合脾胃不和、身體虛弱的人食用。

食材

海帶、白米各 50 克，陳皮、白糖各適量。

做法

①陳皮洗淨；海帶洗淨，用水浸泡 2~4 小時，切成碎末。

②白米淘洗乾淨，放入鍋中，加適量水煮沸。

③放入陳皮、碎海帶，不停地攪動，用小火煮至粥將熟，加白糖調味即可。

豬肝菠菜粥

本粥能補肝、養血、明目,但不宜過多食用。中醫理論有以臟補臟的說法,肝不好的人可以吃些豬肝、雞肝,幫助肝排毒,還能補肝明目、養血抗癌。由於動物肝臟中膽固醇含量較高,所以患有高血壓、冠心病的人不宜食用。

食材

鮮豬肝 20 克,白米、菠菜各 30 克。

做法

①鮮豬肝洗淨,切碎;白米淘洗乾淨。
②菠菜洗淨,切段,用開水汆燙。
③將白米放入鍋中,小火煮至七分熟。
④再放入碎豬肝、菠菜段,煮至熟透即可。

番茄燉牛腩

番茄性涼,微寒,有清熱止渴、養陰涼血的功效,加熱後番茄紅素的活性會有所提高,有利於排出體內多餘的自由基,延緩衰老。

食材

牛腩 250 克,番茄 2 顆,洋蔥 1 顆,鹽適量。

做法

①牛腩切成小塊,用開水汆燙一下,撈出備用。
②番茄、洋蔥分別洗淨,切塊,一起放入湯鍋中。
③加適量水,大火煮開後,放入牛腩,轉小火繼續煲 80 分鐘。
④加鹽,用大火煮 10 分鐘即可。

降壓降脂
開胃消食

山楂冰糖茶

山楂是降壓降脂、健脾開胃、消食化滯、活血化瘀的良藥，能排出體內的瘀毒，淨化血液。怕酸的人可以多放一些冰糖，以減輕酸味。吃後要即時漱口，以免損害牙齒。

食材

山楂 30 克，綠茶 5 克，冰糖適量。

做法

①將山楂洗淨切片，冰糖搗碎。
②砂鍋內加水適量，放入山楂片。
③煎煮 10~15 分鐘後，放入綠茶，再調入冰糖即可。

止瀉止血
明目生津

石榴蜂蜜汁

石榴具有清熱解毒、補血活血和止瀉的功效，非常適合久瀉患者以及經期過長的女性食用。榨汁的時候可以放一點石榴皮進去，對女性排毒養顏、保養皮膚十分有益。

食材

石榴 1 顆，蜂蜜適量。

做法

①石榴洗淨，去皮留子。
②將石榴放入果汁機中，加適量水榨汁。
③製作完成後過濾，加適量蜂蜜調味即可。

山藥枸杞豆漿

山藥有健脾補虛、補肝益腎、固腎益精、益心安神等功效，不僅能排出人體內的毒素，還能消除人們的精神毒素。挑選食材時，以肉質較硬、口感較乾者效果最佳。

食材

山藥 120 克，黃豆 40 克，枸杞 10 克。

做法

①山藥去皮，洗淨，切塊。

②黃豆洗淨，浸泡 10~12 小時；枸杞洗淨，泡軟。

③將所有食材放入豆漿機中，加水至上下水位線之間，製作完成即可。

補益肝腎
滋潤血脈

紅蘿蔔橙汁

柳橙味甘酸，能和中開胃、寬膈健脾。經常在外應酬、喜歡喝酒的人可以在餐前或餐後喝一些柳橙汁，以減輕肝的排毒負擔。

食材

柳橙 2 顆，紅蘿蔔 1 根。

做法

①柳橙洗淨，去皮，掰開。

②紅蘿蔔洗淨，去皮，切塊。

③將柳橙瓣、紅蘿蔔塊放入果汁機中，榨汁即可。

和中開胃
解毒醒酒

韭菜性溫，有補腎補陽、祛陰散寒的功效。春季的韭菜正當時，口感也最好，而且符合春季陽氣升發的特點，可增強脾胃之氣，有益肝臟排毒。

韭菜炒蝦仁

食材

韭菜 200 克，蝦仁 50 克，料酒、高湯、蔥、生薑、蒜、香油、鹽各適量。

做法

① 蝦仁洗淨，除去蝦腸，瀝乾水分。
② 韭菜洗淨，切成 3 公分左右的小段；蔥、生薑、蒜切絲，備用。
③ 油鍋燒熱，放入蔥絲、薑絲、蒜絲炒香，然後放入蝦仁煸炒。
④ 放料酒、高湯、鹽稍炒，然後入韭菜段。
⑤ 大火翻炒片刻，淋入香油即可。

清肝利膽
鎮痛催眠

奶汁燴菊苣

菊苣，適合生吃，有清肝利膽、消炎殺菌的功效，對人體排毒十分有益。但其植株低矮，病蟲害較多，難免噴灑農藥，所以最好還是加熱後食用。

食材

菊苣 200 克，綠花椰 100 克，鮮牛奶 125 毫升，食用澱粉、高湯、鹽各適量。

做法

① 菊苣、綠花椰洗淨，切成小塊。
② 油鍋燒熱，加切好的菊苣、綠花椰翻炒。
③ 加鹽、高湯調味，盛盤。
④ 煮鮮牛奶，加高湯、食用澱粉熬成濃汁，澆在菜上即可。

第四章

排脾毒

管好你的健康銀行

《素問‧靈蘭祕典論》中有「脾胃者，倉廩之官，五味出焉」，將脾胃比喻成人體中的倉廩之官。設想一下，假如一個人總是取錢，很少存錢，將來如何生活？人體也一樣，如果總是在損害健康，不注意保養，那麼這副軀殼遲早要被掏空。

脾是後天之本

　　五臟之中脾屬土，土為萬物之母，有厚土之德，既是生命的起點，也是生命的終點。看似地位卑賤，其實可以化生氣血，滋養萬物，是人得以生息的後天之本。脾的特性是喜溫怕寒，喜燥惡濕，生活處處要注意，自然界中的凍土尚不能生長草芥，人體的脾土同樣如此。飲食無度，寒涼無忌，只會令內臟受傷。脾胃不健易導致食慾不振、頭暈耳鳴、身倦乏力等症。養護脾胃，讓它好好發揮功能，才能令氣血充盈，陽氣升降無憂。

所有的生命活動都離不開脾胃

　　中醫認為，脾主運化，這「運」指的是運輸和分布，而「化」則是變化、轉化的意思。因為在人的一生中，除了胚胎期間主要依賴母體的營養生存之外，出生後隨著體內消化器官的逐漸成熟，就需要透過攝入各種食物，來滿足自身的營養需求。

　　人體吃進的食物並不是被直接吸收和利用的，而是需要透過脾胃等器官，對攝入的水穀（食物）進行腐熟、運化、升清、降濁等一系列的生理代謝，以化生氣血、津液，營養臟腑經絡、四肢百骸。如果人的脾胃運化功能異常，就會出現身體的消化吸收障礙、營養不良、氣血不足、經脈空虛、肌肉萎縮等各種病變。所以中醫認為，雖然人以水穀為食，但所有的生命活動都離不開脾胃的受納與運化。

　　人體中需要經過脾胃運化的物質，一是水穀之精微，可以認為是現代營養學中含有碳水化合物、脂肪、蛋白質、礦物質、維生素等營養成分的各種食物；二是承擔著人體新陳代謝中最重要的運輸載體、生化反應媒介等作用的水液。其中的水穀部分，先是入胃腐熟，再經脾的運化和升清，上輸於心肺，透過肺氣的宣發、肅降、散布，營養全身，所以《素問·奇病論》說：「五味入口，藏於胃，脾為之行其精氣。」

「倉廩」牢固，身體才健康

　　氣、血、津液是構成人體、維持人的生命活動的三大基本物質。人的五臟、六腑、經絡、筋肉、骨骼、皮膚，沒有一樣離得開氣、血、津液的溫煦、滋潤、營養。只有氣血旺盛、津液充沛，臟腑得養、經絡通暢，神明才安，人才可以健康長壽。

　　一個人若想維持其生命的存在與延續，首先就必須不斷地攝入食物，並將其轉化成生命活動所需的各種營養物質。因而古人常說「民以食為天」，其實光吃沒用，它必須轉化成人體所能吸收和需要的氣、血、津液才好。

　　中醫將人體中除血液之外，一切正常的水液統稱為津液。津液主要來源於飲食水穀，隨後經脾的運化、升散，肺的通調，腎的氣化，肝的疏洩，上、中、下三焦的霧、漚、瀆，運行於全身，並發揮其滋潤器官、濡養全身的作用。

　　水液進入人體後，一部分為脾胃吸收、運化，散布全身，發揮其滋潤、滑利、營養作用；另一部分則透過肺和腎的氣化，化為汗液、尿液，排出體外。如果脾運化水液的功能失常，水液無法正常布散或排泄，停滯於體內，就會引發濕、痰、飲等病理產物，或產生水腫。

　　這其中，由於脾處在中焦樞紐的位置，對於水液的代謝尤為重要。但正如古人所云「水能載舟，亦能覆舟」，如果脾失運化、脾陽不振、脾氣不升，就會水液氾濫，積水成飲、聚水為痰、水濕停滯，引發諸多疾病。中醫將此類疾病中的虛證，稱之為脾虛生濕，其實由外感濕邪所致的病證，也常會傷及脾胃。所以體內凡是與水濕有關的病證，中醫都會以醒脾、健脾，尤其是振奮脾陽、補益脾氣之法，祛水利濕。

　　需要注意的是，常吃辛辣刺激食物、飲食不節制的人容易水腫，調整飲食就會有所改善。

　　還有一種特殊人群：孕婦，大部分的孕婦到孕中期的時候也會出現水腫。一種是子宮增大壓迫下肢，使血液回流受到影響，尤其是下肢水腫比較嚴重。這時候注意清淡飲食、適當運動就能使水腫消退。另一種是全身水腫，即醫學上的妊娠水腫。如果懷孕 7 個月後出現每週體重增長過快的情況，就要重視，及時就醫。

哪些症狀表示脾中毒了？

　　脾胃不好的人主要是消化問題，多數是由飲食不節、思慮過甚引起的。常見的症狀都不顯眼，所以很容易被忽視，比如腹脹、胃脹、大便溏稀等。但脾胃一旦受損，就需要漫長的時間進行調理。

舌苔白滑，有齒痕

　　很多人的舌苔都是白色的，這點並不奇怪，如果沒有其他異常，只能算是個體差異。有的人把舌苔刮下來，其實並不正確。舌苔能反映人的身體狀況，但不能改善人的身體狀況。

　　如果舌苔白，感覺滑膩，還有齒痕，那就有可能是脾虛。中醫認為，由於脾虛而不能運化水濕，濕瘀滯於舌，導致舌體肥大，而受到牙齒擠壓形成齒痕。此時，要少吃寒涼的食物，以免刺激脾胃，多吃素食少吃肉，慢慢調整腸胃的狀態。

身體水腫

　　某些年輕女性天天喊著要消滅脂肪，吃了減肥藥卻不見好，反而經常壞肚子，折騰得面色蒼白。這可能是因為看著顯胖的不是脂肪，而是脾虛水腫的原因。脾虛水腫的症狀為全身水腫，以大腿、小腿等部分最嚴重。按下去的時候會凹陷，不容易反彈。總覺得胃脹，食量減少了不說，臉色也不好。

　　其實，這些都是飲食不節、心情抑鬱、思慮過甚、勞逸失調等原因引起的脾虛。由於脾臟受到損害，運化水濕功能失常，就會導致水液在體內滯留，形成水腫。

核桃性溫味甘，既健脾又補腎。

黑芝麻含有豐富的不飽和脂肪酸、維生素E，是滋補聖品。

黨參具有補中益氣、健脾益肺的功效。

白帶過多

　　脾主管體內排濕，如果濕氣過多，超過了脾的吸收範圍，就會出現體內濕氣過盛，白帶增多是一例。另外，大便溏稀、腹痛綿綿、四肢冰冷、小便短少、腹脹食少都是脾陽虛的表現。

蓮藕能健脾養肺、滋補陰血。

　　人的脾一旦形成陽虛，消化功能就日漸變差，食慾不振。這一類人可以常吃性溫味甘的食物，如糯米、黑米、高粱、小米、燕麥和南瓜、扁豆、紅棗、桂圓、核桃、栗子等。

蓮子有清熱、固精、安神、強心、降壓的功效。

唇色蒼白，周圍長痘痘

　　嘴唇周圍都屬於脾，當脾中的毒素無法排出體外，積蓄的毒素就要找機會從這些地方爆發出來。因為脾開竅於口，嘴唇也被認為是脾之官，嘴唇的色澤代表了氣血的盛衰。當脾失健運時，氣血虛少，唇舌就會蒼白，甚至萎黃不澤，而嘴唇周圍的痘痘也會趁機冒出來。遇到這種情況，平時可以吃一些具有補脾氣、性平味甘或甘溫、營養豐富、容易消化的食物，如黨參、蓮子、山藥、蓮藕、小米、扁豆、豇豆、紅蘿蔔、馬鈴薯、洋蔥、平菇等食物。忌吃性質寒涼、味厚滋膩、利氣消積等損害脾氣的食物，如苦瓜、冬瓜、海帶、螃蟹、鴨肉等。

臉上長斑

　　相比於男性，女性長斑的原因很多。大部分的長斑都是內分泌引起的，只能調理，很難治癒。而其他的原因比較雜亂，難以一一分辨，因為精神壓力大、情志失調、神經功能紊亂、身體過度疲勞等都會引發色素沉澱。

　　從中醫的角度看，斑就是瘀血。臉上長斑常和氣滯血瘀有關，除了養成良好的生活習慣，保持樂觀的情緒，還要辨證治療。

最傷脾的壞習慣

如果脾受到損傷，身體的防禦能力和產生抗體的能力就會下降，所以必須很好地保護脾臟。而保護脾臟，首先就要與我們生活中的不良習慣作「鬥爭」，改變這些傷脾的生活習慣，讓身體更接近健康。

暴飲暴食

飲食不節、暴飲暴食，會使大量積食停滯在消化道內，不僅令脾胃難以運化，而且阻礙氣機的運行，出現脘腹脹滿、食慾下降、噁心嘔吐等不適。中醫將這種因飲食過量誘發的病證，稱之為食積內停。

俗語說「要想身體好，每餐七分飽」。飲食有節、食不過飽，一直被歷代養生學家奉為圭臬，在中醫界就一直流傳著這樣一句話：「若要小兒安，留得三分飢與寒。」

久坐不運動

中醫認為，人的保健養生重在平衡，凡事皆不可過度。建議每坐 1 小時，最好起來活動 10 分鐘。

按照《素問·宣明五氣》所說，「久視傷血，久臥傷氣，久坐傷肉，久立傷骨，久行傷筋」。中醫將這種長時間累積造成的損傷稱為「五勞所傷」，其中與脾關係最為密切的就是「久坐傷肉」。

《素問·痿論》中明確指出「脾主身之肌肉」，脾胃作為人體的「氣血生化之源」，化生氣血以養肌肉，所以只有脾胃健、氣血旺，肌肉才會強壯有力。

久服苦寒藥

凡是有清熱、解毒、涼血功用的藥基本上都是苦寒藥，是進攻性質的藥物。板藍根就是苦寒藥，必須有實火才能服用。而一些身形瘦削、面色偏

黃、略顯蒼白、嘴唇色淡的患者往往不是火症，不適宜吃苦寒藥。

有的人，稍有感冒就吃板藍根，其實這就是濫用藥物的情況。副作用會出現胃口變差、胃痛、噁心、出虛汗、腹瀉、腹脹等脾胃虛寒之象，用久了將使人的抵抗能力變差。

經常吃生冷食物

脾胃作為消化器官，是食物的加工工廠。按照中醫理論，食物之中有寒、熱、溫、涼之分，攝入過於寒涼的食物對脾胃造成的傷害最大。

中醫所講的食物寒、熱、溫、涼，這四種特性是食物本身的自然屬性，是中醫對食物作用於人體後發生反應的歸納與總結。如中醫認為蟹性較寒，在蒸螃蟹時用紫蘇葉一起蒸，食用時蘸一些薑汁，調料中加一點芥末，再喝適量黃酒，其目的都是為了驅除食物中的寒氣，保護脾胃中的陽氣。

居住在寒濕重的地方

由於工作或其他的原因，有些人或住地潮濕，或以水為事，或淋雨涉水，時常會受到濕邪的侵襲。脾的最大特點就是「喜燥惡濕」，因為五行中脾屬土，非常需要陽氣的溫煦、蒸騰、氣化，以化生氣血，傳輸津液。

因此日常生活中，盡可能遠離濕氣、濕地；挑選食品時，不可過於生冷，以護脾中陽氣；住所要通風，因風為陽，濕為陰，中醫認為風能勝濕。居室濕氣較重時，應多通風，以降低室內的濕度。

板藍根就是苦寒藥，
必須有實火才能服用。

特效排毒按摩法

脾的主要功能就是運化，攝入水穀精微和水液，將其轉化為氣血津液，隨後再透過心肺輸送至全身各個臟腑組織，供應人體生命活動之需，因而中醫中脾多虛證，少實證。就是實證之中也常夾有虛像，如食積濕阻者，時間一長必有脾虛。中醫非常重視「後天之本」脾胃功能的調養，其中方法之一就是按摩，推揉脾經以助運化。

消滅腹部贅肉、啤酒肚：按揉帶脈

很多人都有這樣的困惑：為什麼我吃得這麼少，肚子上的肉怎麼還是那麼多？減肥雖然不是一朝一夕的事情，但一直沒有成效，很可能是沒找對原因。

現在的人久坐不動，最傷脾，導致運化不利，所以人們經常遇到的腹部贅肉、啤酒肚都是脾出現問題所導致。

這裡給大家介紹一個神奇的地方：帶脈。人體中有奇經八脈，而帶脈就是其中之一。顧名思義，帶脈就像一條帶子，繞身一周。我們以肚臍為中心畫一條橫線，再以腋下前端為起點畫一條豎線，兩條線的交點就是帶脈穴。按摩的時候，用手掌的大魚際，也就是拇指指根下面隆起的地方，把帶脈整個揉一遍。每天 2 次，每次 5~10 分鐘，然後按壓帶脈上比較痛的部位。堅持下去，腹部肥胖就會逐漸改善，效果很好還不反彈。

按揉帶脈可以讓氣血運行加快，改善腰部冰涼、腰部痠痛、經痛等症狀。這是因為按揉帶脈能強健脾陽，振奮陽氣，化解腹部積聚的水液痰濕。而且按揉帶脈還可以增強腸道蠕動，促進排便，一舉兩得。

按揉帶脈能夠強健脾陽，化解腹部積液。

胃痛、腹脹、沒食慾：按摩太白

「太白」是古代一個星宿的名稱，傳說中的太白星（中國古代把金星叫做太白星，早上出現在東方時叫啟明，晚上出現在西方時叫長庚）。有平定戰亂、利國安邦的能力。人體中的穴位能與「太白」同名，可見其作用不同尋常。

太白承擔著足太陰脾經供養之源的責任，而且我們透過該穴還可知曉脾之虛實，治療脾之病患。《靈樞‧九針十二原》中云：「五臟有疾也，應出十二原，而原各有所出。明知其原，睹其應，而知五臟之害也。」原穴是十二經脈在腕、踝關節附近部位的重要穴位。元氣源於腎間動氣，是人體生命活動的原動力，透過三焦運行於五臟六腑，通達頭身四肢，是十二經脈維持正常生理功能的根本。因此臟腑發生疾病時，就會反映到相應的原穴上來，透過原穴的各種異常變化，又可推知臟腑的盛衰。因此，在臨床上按壓太白，觀察其有無酸麻、脹痛等感應，即中醫所說的得氣感，可作為判斷脾內是否出現疾患的依據之一。

按摩太白除了可治療胃脘疼痛、食慾不佳、腹部脹滿、嘔吐洩瀉等脾胃兩經病變之外，凡是體內出現氣血不足之證，都可取而用之。如女性的崩漏、月經淋漓不盡等病，也可以揉按太白穴，以益氣健脾、固攝統血。

按摩太白穴時，可以拇指的指腹垂直按壓於穴位之上，以局部出現酸脹、沉重等得氣感為好，每次數分鐘。

另外，經常按摩此穴，對胃痛、食慾不佳、腹脹都有很好的療效。久病後脾胃虛弱、身體沉重、疲勞乏力難以復原者宜多按。

【太白穴】足大趾與足掌所構成的關節，後下方掌背交界線凹陷處即是。

保養子宮人不老：
按壓三陰交

三陰交所處的位置是足太陰脾經、足厥陰肝經與足少陰腎經三條經絡的相交之處。再加上五行中，「脾為土、肝為木、腎為水，土為木剋，木由水生，土又剋水」，這三者關係你中有我，我中有你，既相互滋生又相互剋制，因而三陰交可補可瀉，能生能剋，作用非同一般。

尤其是對女性而言，三陰交穴的意義更為重大，有「女三里」之稱。因為女性為陰柔之體，其經、帶、胎、產等生理功能，與肝、脾、腎的關係均十分密切。其中脾主運化，生氣血、攝血液；肝藏血，為女性之本；腎藏精，主生殖。所以三陰交雖然為脾經之穴，卻

【三陰交穴】手四指併攏，小指下緣靠內踝尖上，食指上緣所在水平線與脛骨後緣交點處即是。

內含脾、肝、腎三經，刺激一穴，便可健脾益氣、柔肝養血、益腎固本，這種特殊功效在整個經絡中都十分少見。

由於三陰交一穴通三經，因此在臨床上它的治療作用非常廣泛，既可治療腹瀉、胃痛、呃逆、小便不利、陽痿早洩、失眠多夢等症，又能緩解女性的經痛、月經失調、帶下、不孕不育、產後惡露不淨等病。

按摩時可用拇指的指端向下按壓，每天早晚各 1 次，每次兩足各按數分鐘。但要注意，女性在月經期間，若經量較多時慎按此穴，女性懷孕時則禁按此穴，因為此時按摩會導致子宮收縮，造成經血量增多或引發流產。

色斑、粗糙、皺紋一掃而光：按摩血海

就中醫而言，人的養生保健，就是調節氣和血，中醫稱「正氣存內，邪不可干」、「邪之所湊，其氣必虛」；而氣血本為一家，「氣為血帥，血為氣母」，五臟中生化氣血者為脾，脾運興旺，氣血才會充沛，血海方可豐盈。反之，刺激血海、疏通脾經，也能促進脾胃的運化，氣血的生成。

血海是脾經之穴，按照脾生血、統血的原理，其第一個功能就是固攝血液，治療各種出血病證。第二個功能則是養血祛風，中醫稱，「治風先治血，血行風自滅」，因為風為陽邪，乃陰血不足、皮膚失養所起，只要陰血旺盛，風邪便難以肆虐，所以治療皮膚過敏搔癢，可取血海穴。而其第三個功能就是養顏美容，尤其是女子「以血為本」，血虛則無法養容，色斑、粗糙、皺紋便時有發生。

屈膝時，在大腿內側，位於髕底內側端上 2 吋，當股四頭肌內側頭的隆起處。伸直大腿時，膝蓋內側會出現一個凹陷，該處往大腿方向三橫指處，即為血海穴。平時可利用空閒之餘，經常按摩血海穴，以補氣益血。也可選擇質地柔軟的刷子，在血海穴上來回摩擦，也能有很好的保健作用。

【血海穴】屈膝 90 度，手掌伏於膝蓋上，拇指與其他四指呈 45 度，拇指指尖處即是。

特效排毒食療方

氣血、津液、精髓等都化生於脾胃，脾胃健旺，化源充足，臟腑功能才能強盛；脾胃又是氣機升降運動的樞紐，脾胃協調，可促進和調節身體新陳代謝，保證生命活動的協調平衡。

甘味食物最補脾

不知道大家有沒有注意到，吃飯、喝粥、吃玉米的時候，會覺得嘴裡有淡淡的甜味。一些補藥如人參、桂圓、紅棗、山藥等，吃起來也會有些甜。其實，五穀皆生於土，屬於甘味食物，最養脾胃。我國的主食以米、麵為主，搭配雜糧食用，很養脾胃。

人體的臟腑中，脾的作用主要是運化。飲食透過脾胃的腐熟，變為水穀精微，即人體消化吸收的營養物質，再由脾將水穀精微輸布到全身。而甘味食物具有滋養、補脾、緩急、潤燥的功效，能幫助脾運化。

《素問‧宣明五氣篇》中有「甘走肉」，因為甘味有滋養肌肉的作用，脾運功能健全，就會顯得形體豐滿、面色紅潤。由於甘味歸屬於脾胃，所以多能補中焦脾胃之虛，不僅能改善脾胃，而且間接補益其他臟腑。體質虛弱、氣血不足的人，平時多吃甘味的食物，能逐步改善體質，強身壯體。

相對而言，甘味是五味中即使攝入偏多也最不易對人體造成損傷的味道，因為甘味在五行屬土，土能生養萬物，對人體的補養作用最強。但過猶不及，過度進食甘味，土重剋水，不但發揮不了滋養的作用，反會使顏面發黑，腎氣失去平衡，同時會使骨骼疼痛，頭髮脫落。因此，吃甘味食物也要適量。

熟薏仁的健脾功效勝過生薏仁。

黃色食物讓你的脾胃舒舒服服

五行中黃色為土，五臟中脾為土，因此根據中醫理論，黃色與脾土對應，所以黃色食品攝入體內後，主要作用於中土（脾胃）區域。小米、玉米、南瓜、黃豆等黃色食物，都是健脾養胃之佳品。

現代研究發現，黃色食品中的維生素 A、維生素 B 群、維生素 D、胡蘿蔔素的含量十分豐富。雖然從營養學角度而言，維生素並不含有能量，但人體的消化吸收、新陳代謝，大多離不開維生素的輔助和促進作用。

另外，一些白色食物炒黃後也可健脾。比如，中醫認為熟薏仁的健脾功效要勝過生薏仁，因此臨床上常會讓脾虛者將白色的生薏仁放入鍋內炒至微黃，變成熟薏仁後再服用。

以薏仁入藥或食用，可健脾滲濕。五味中甘味入土健脾，淡味滲濕洩水。而薏仁性味甘、淡、微寒，正好入脾、胃、肺三經，具有利水消腫、健脾去濕、舒筋除痺、清熱排膿等功效。所以在臨床上它常被用於脾虛洩瀉、食慾不振、尿少水腫、腳氣（維生素 B_1 缺乏症）、尿道感染、青春痘、扁平疣等症的治療。

中醫認為，薏仁「最善利水，不至耗損真陰之氣，凡濕盛在下身者，最宜用之」。現代人飲食過於豐盛，膏粱厚味攝入偏多，形體肥胖，血脂較高，而薏仁中則含有較多的不飽和脂肪酸，既可利濕化痰，又能降低膽固醇，特別適合痰濕體質的人食用。

黃豆及豆製品有健脾益氣、清熱解毒的功效。

小米健脾和胃，還有壯陽、滋陰的功效。

糯米能溫暖脾胃、補益中氣，經常食用，不僅滋補營養，且能強壯身體，抵禦外邪侵襲。反胃、食慾下降、頻尿的人可以多吃糯米，而老年人和兒童要少吃，因為糯米黏性大，不容易消化。

紫菜飯卷

食材

糯米 100 克，雞蛋 1 個，
海苔 1 張，火腿、黃瓜、沙拉醬、米醋各適量。

做法

①糯米蒸熟，倒入米醋，攪拌均勻，放涼。
②黃瓜洗淨，切條，加米醋醃製；火腿切條。
③油鍋燒熱，倒入打散的雞蛋，攤成餅狀，
　切絲。
④將糯米平鋪在海苔上，均勻擺上黃瓜條、
　火腿條、雞蛋絲。
⑤抹上沙拉醬，捲起，切成 2 公分左右的厚
　片即可。

百合薏仁糊

薏仁具有健脾益胃、清熱潤肺等功效；百合具有補中益氣、清熱解毒等功效。二者搭配，既能清肺潤肺，又可有效排出人體內的濕毒。

食材

薏仁 50 克，乾百合 20 克，白糖適量。

做法

①乾百合、薏仁提前 3 小時用水浸泡，撈
　出，備用。
②將薏仁、乾百合一起放入豆漿機中，加水
　到上下水位線之間。
③製作完成後，按個人口味加適量白糖調味
　即可。

銀耳花生仁湯

滋陰潤肺
健脾養胃

花生能助脾排毒，但不易消化，可以煮食、燉食。營養不良、食慾不振以及有高血脂、冠心病等症狀的人可以經常食用。

食材

白木耳 15 克，花生仁 50 克，紅棗 10 顆，白糖適量。

做法

①白木耳用溫水浸泡，洗淨；紅棗去核，洗淨。
②鍋中加水煮沸，放入花生仁、紅棗。
③花生仁熟爛時，放入白木耳，加白糖調味即可。

涼拌藕片

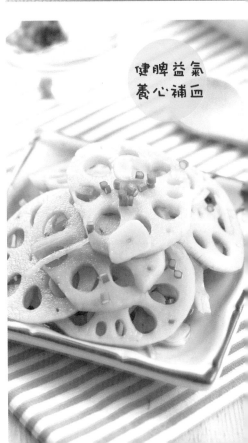

健脾益氣
養心補血

蓮藕具有很高的營養價值，但要注意區分生熟。生藕以消瘀涼血、清熱除煩為主；熟藕健脾益氣、養心補血。所以，熟藕適合脾氣虛弱者食用，而生藕適合胃火旺盛的人食用。

食材

蓮藕 250 克，
蔥、生薑、蒜、白醋、鹽各適量。

做法

①蔥切碎；生薑切絲；蒜切片。
②蓮藕洗淨，去皮，切片。
③蓮藕用熱水汆燙熟，放入蔥花、薑絲、蒜片、白醋、鹽，攪拌均勻即可。

香菇娃娃菜

本品口味清淡，能補充多種維生素和礦物質！香菇味甘，性平，有扶正補虛、健脾開胃、祛風透疹、化痰理氣的功效。此外，除了含有大多數蘑菇都具有的營養物質外，還含有香菇多糖等成分，能抑制腫瘤、降低血脂。

食材

娃娃菜 300 克，香菇 30 克，蒜、白糖、鹽各適量。

做法

①娃娃菜洗淨，去根；蒜切碎，剁成蒜泥。
②香菇洗淨，去蒂，切塊，備用。
③油鍋燒熱，爆香蒜泥和香菇塊，然後放入娃娃菜翻炒。
④轉小火，加適量水燜煮，然後放入鹽、白糖調味即可。

山藥扁豆糕

食慾不佳的人應該多吃山藥，以健脾利濕，排出濕毒。

食材

山藥、紅棗各 200 克，扁豆 50 克，陳皮、食用澱粉各適量。

做法

①山藥洗淨，去皮切成薄片；紅棗去核，對半切開。陳皮切絲，扁豆碾成泥狀，備用。

②將山藥片碾碎，和扁豆泥、食用澱粉和水攪拌成黏稠的糊狀，放入碗中。將紅棗、陳皮絲均勻撒入碗中，大火蒸 15~20 分鐘。

③待山藥扁豆糕微溫後，取出切塊即可。

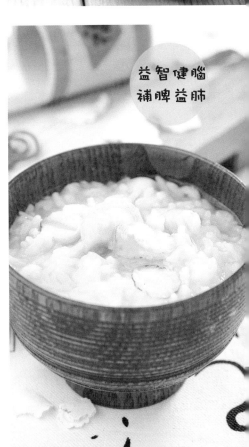

養血止渴
健脾益胃

人參蓮子粥

此粥具有大補元氣、開竅益智的功效，不僅能助脾排毒，還能促進兒童智力發育。但人參是大補之物，不宜過多食用。

食材

人參 10 克，蓮子 10 顆，白米 100 克，冰糖適量。

做法

①用水將人參浸潤，切成薄片。

②蓮子去心淘洗乾淨，用水浸泡 3 小時左右。

③白米淘洗乾淨，和人參片、蓮子一起加水熬煮。

④待粥熟後，加適量冰糖化開，攪拌均勻。

益智健腦
補脾益肺

小米紅棗粥

小米和紅棗都是非常好的補血食物，都適合熬粥。小米紅棗粥熬好後，表面漂浮的形如油膏的油狀物質即「米油」，能排寒毒。

食材

小米 50 克，紅棗 6 顆，蜂蜜適量。

做法

①紅棗洗淨，放入涼水鍋中，水完全沸騰後放入小米。

②熬煮過程中，撇去浮沫，除去雜質，轉小火煮至粥熟。

②粥微溫後加一些蜂蜜，味道會更好。

健脾益胃
潤肺益氣

調中開胃
潤腸通便

蛋香玉米羹

玉米有益肺寧心、潤腸通便的功效，能排出體內毒素，延緩衰老，有長壽食品的美稱。

食材

玉米粒 100 克，雞蛋 2 個，
蔥、白糖、鹽各適量。

做法

①雞蛋打散，備用；蔥切碎。將玉米粒用攪拌機打成玉米泥，放入鍋中，加適量水。

②大火煮沸，轉小火再煮 20 分鐘。

②慢慢淋入蛋液，不停攪拌，大火煮沸後，加蔥花、白糖、鹽調味即可。

燕麥南瓜粥

南瓜性溫，有潤肺益氣、美容養顏、健胃消食等功效，能幫助脾胃排毒。胃脹、食慾不振的時候喝些南瓜粥可以促進消化，有效緩解胃部不適。

食材

燕麥 30 克，白米 50 克，南瓜 1 ／ 2 個，蔥、鹽各適量。

做法

① 白米淘洗乾淨，用水浸泡半小時。
② 南瓜洗淨，去皮，切片；蔥切碎，備用。
③ 將白米放入鍋中，加適量水，大火煮沸後，轉小火煮 20 分鐘。
④ 放入南瓜片，小火煮 10 分鐘。
⑤ 放入燕麥，繼續煮 10 分鐘，關火後，放入蔥花、鹽調味即可。

健脾開胃
益氣生津

炒紅薯泥

紅薯暖胃、養胃效果很好,適合寒冬季節吃,可排寒毒。

食材
紅薯2個,白糖適量。

做法
①紅薯洗淨,上鍋蒸熟後,趁熱去皮,搗成薯泥,加白糖調味。
②油鍋燒熱,晃動炒鍋,使油均勻鋪滿鍋底,防止紅薯泥黏鍋。
③倒入紅薯泥,快速翻炒,待紅薯泥翻炒至變色即可。

健脾和胃
益氣調中

蘋果馬鈴薯泥

常吃馬鈴薯對脾胃虛弱、脘腹作痛、便祕的患者很有幫助。這款蘋果馬鈴薯泥還富含膳食纖維,是排脾毒、排腸毒的理想食療菜譜。

食材
蘋果、馬鈴薯各1個,核桃仁適量。

做法
①馬鈴薯洗淨,上鍋蒸熟後去皮,切成小塊。
②蘋果洗淨,去核,切成小塊。
③將馬鈴薯塊、蘋果塊倒入豆漿機,加適量水攪打細膩。
④核桃仁掰碎,撒在蘋果馬鈴薯泥上即可。

黃花菜炒雞蛋

食材

雞蛋 2 個，乾黃花菜 50 克，
醬油 1 勺，蔥、生薑、鹽各適量。

做法

① 乾黃花菜用溫水泡 2 小時後，洗淨，摘去
硬的花梗。

② 蔥、生薑切絲，備用；雞蛋打入碗中，加
適量鹽，打散。

③ 油鍋燒熱，倒入蛋液，炒熟，備用。

④ 鍋中留適量油，放入蔥絲、薑絲炒香，然
後放入黃花菜翻炒。

⑤ 加醬油、鹽，倒入炒好的雞蛋，翻炒均勻。

黃花菜味甘，不僅能排脾
毒、降低膽固醇含量，還能
健胃消食，滋潤皮膚，增強
皮膚的韌性和彈力。鮮黃花
菜中含有秋水仙鹼，有毒，
經高溫汆燙或長時間浸泡後
才能食用。

鮮奶木瓜雪梨

食材

鮮牛奶 250 毫升，
雪梨、木瓜各 100 克，蜂蜜適量。

做法

① 雪梨、木瓜分別用水洗淨，去皮，去核，
切塊。

② 將雪梨、木瓜放入燉盅內，倒入鮮牛奶和
適量水。

③ 大火燒開後加蓋，轉小火燉煮。

④ 待雪梨塊、木瓜塊軟爛後，加適量蜂蜜調
味即可。

木瓜有健胃消食、舒筋通絡的功
效，搭配雪梨、蜂蜜，還能潤肺
止咳，是夏秋兩季的排毒佳飲。

理氣止咳
健脾益胃

芒果西米露

這款芒果西米露適合消化不良、神疲乏力、毒素沉積的人食用，是美味的夏季甜點。

食材

芒果 1 個，牛奶 200 毫升，
西米、蜂蜜各適量。

做法

①鍋中加水煮沸，放入西米，中大火煮 10 分鐘後，關火燜 15 分鐘，取出沖涼。
②鍋中換水煮沸，放入沖涼的西米。
③中大火煮 5 分鐘後，關火再燜 15 分鐘。
④芒果洗淨，切丁，和蜂蜜、西米、牛奶攪拌均勻即可。

開胃健脾
促進消化

生薑橘皮飲

生薑溫胃散寒，橘皮開胃順氣，二者搭配，能讓人的脾胃得到很好的調養，開胃健脾、促進消化。在性質寒涼的食物中加一點生薑可以減少寒性，排出寒毒，不讓脾胃受損嚴重。

食材

生薑、橘皮各 10 克，紅糖適量。

做法

①生薑切絲；橘皮切碎。
②生薑絲、橘皮中加紅糖調味，攪拌均勻。
③加適量水煮成糖水，當作茶飲即可。

第五章

排肺毒

霧霾天，看好你的肺

《素問・陰陽應像大論》中記載：「天氣通於肺。」胃納脾化的精穀之氣要經脾臟的「升清」向上送達心肺，經過呼吸作用，與肺吸入的自然之氣混合，形成氣血，才能被運用以維持新陳代謝。而霧霾天、二手煙，甚至廚房的油煙都有可能使人的肺受到嚴重的損害。越是這種時候，越要懂得保護自己和家人的健康。

肺調控著人體的「氣」

心主血脈，為「君主之官」，肺主氣，為「相傳之官」，但因氣為血之帥，故中醫又有「肺朝百脈」之說，心主血脈的功能，尚要受制於氣。同樣，在食物的消化吸收代謝和營養物質的分配過程中，肺也扮演著一個調節和掌控者的角色。如《靈樞·營衛生會》中說，人「受氣於穀，穀入於胃，以傳於肺，五臟六腑，皆以受氣」。

肺是心的保護神

《素問·靈蘭祕典論》說：「肺者，相傳之官，治節出焉。」相，指的是宰相，而傳則是師傅的意思。君王是古代國家中最高的統治者，而宰相則往往是國家中學識淵博、德高望重之輩。政令雖然最終是由君主作出，但管理國家日常事務的卻是宰相。因而宰相常常具有雙重身分，既是管理國家的官員，又是教導君王的老師。

心需要肺這樣一個角色從旁協助。就像在帝王與文武百官之間，需要宰相來輔佐謀劃、上下溝通一樣，只不過心是透過神明來主宰人的精神意識，而肺則是透過氣來營養和調節人的各項功能：將心的指令、意志、精神，散布到只要是氣能夠到達的地方，從而對人整個生命活動有著治理、調節、約束的作用。有時肺還會對心這個君王給予正確的指導和約束，甚至糾正其所犯的錯誤。

《素問·六節藏象論》說：「肺係一身之氣，司呼吸、主皮毛，開竅於鼻。」肺位於人體臟腑的最高端，故中醫稱其為華蓋。華蓋是古代帝王外出時坐駕的車蓋，它就像一把大傘罩護住了君主的安全。而人體中肺為嬌臟，主一身之氣，同樣需要嚴密的保護，因而這時華蓋護的是人身之氣。肺主要協助心臟分配人體的氣血，心需要多少，腎需要多少，全歸肺經管。

人體所有的氣都受肺的調控

中醫常說的「氣化」，如水穀精微化生氣血，津化為血，血化為津等等，就如《素問・六微旨大論》所說的，「物之生，從乎化，物之極，由乎變，變化之相薄，成敗之所由也」。

隨著中醫的發展，氣的概念在不斷地被延伸和豐富，氣有時指的就是能量，如食物或藥物的寒熱溫涼，它所反映的就是該物品的正負能量。人吃了羊肉之後身體會發熱，大量食用可出現口乾舌燥，因為在中醫裡羊肉性熱，可壯人陽氣。

總括來說，中醫所說的氣主要來源於兩個方面，一是藏在腎中的先天之氣，它由父母的精血所提供；二是由脾胃所化生的水穀精氣（穀氣）和透過肺吸入的自然界中的清氣（天氣），它們組成人的後天之氣，又稱「宗氣」。

前者為生命的誕生提供了條件，後者為生命的成長提供了養料和動力。因而肺主一身之氣，其中就包含了由肺的呼吸運動所引進的清氣，而且清氣的進入，還直接影響到體內整個氣的升降出入（運行）。

若肺的呼吸功能正常，清氣吸入、濁氣排出，後天之氣就旺盛充沛；如果肺的呼吸功能異常，清氣進入少，濁氣排出難，後天之氣就會虛虧不足。因而培補人的後天之氣，除了要健脾胃，還要調肺氣。

肺主要負責協調心臟分配人體的氣血。

哪些症狀表示肺中毒了？

人在一呼一吸之間進行生命的運行，而肺的主要功能就是呼吸。生活中很多小毛病都是肺部給我們的提示，只是很少有人注意罷了。

咳嗽、咳痰

我們吸進的空氣先進入肺部，然後運送至身體各部利用。人們現在普遍的狀況是出門必須戴口罩，不戴口罩就覺得嗓子難受，好像有痰，想咳又咳不出來，這就是典型的空氣污染造成的肺部不適。

肺開竅於鼻，直接與外界相通，它所管轄的皮毛在身體的外層，很容易受邪侵，所以古人稱其為「嬌臟」、「清虛之臟」。這裡所說的「嬌」指的是嬌嫩，「清虛」是清潔、空曠、乾淨的意思。因為肺作為人體最重要的生命通道，清氣進入、濁氣排出，容不得有一絲一毫的阻礙。

所以，一方面要將身體內的濁氣排出，另一方面則要給身體「換氣」，只有呼吸新鮮的空氣才能減輕咳嗽不止的痛苦。

皮膚灰暗、頭髮脫落

我們知道，皮膚上的汗腺有調節體溫和發散汗液的作用。其實，皮膚還能抵抗細菌向體內侵入，並保護身體免受日光的損害。皮膚中儲存的水分、脂肪、蛋白質、糖、維生素等物質，透過分泌與排泄作用，能調節體溫並排泄一定量的廢物。

中醫理論認為，「肺主皮毛」，肺能將人體吸收的津液和水穀精微運送到身體的各個部位，更能外達於皮毛，使皮膚看上去滋潤、有光澤，頭髮也很柔亮。如果肺氣不足，皮膚就容易乾燥、產生皺紋，毛髮不但失去了光澤，還很容易脫落。

而且，皮膚是人體中最大的器官，一旦你的肺中毒了，那麼受到損傷最大的就是皮膚。所以皮膚變得粗糙、灰暗，頭髮也會失去光澤，不斷地受到

損傷，這就是肺中毒的症狀。

　　保持良好的生活習慣對肺排毒很有必要，尤其是細節上。比如，霧霾嚴重時要勤換口罩，回家後最好清洗一下鼻孔；臨睡前做好皮膚的清潔工作，保證灰塵和有害細菌不在皮膚上沉積；定期修剪頭髮、按摩頭皮，並保證良好的睡眠；在飲食上也要多加注意，多吃潤肺護膚的食物。

聲音低怯、嘶啞

　　我們看古代的女子們總是舉止溫婉，說起話來也是細如蚊蚋，覺得有大家閨秀的氣質。但現實中不少人聲音低微，即使大喊的時候也沒別人隨便一句話有衝擊力。這類人氣短乏力、面色蒼白，看起來好像很累，打不起精神。

　　中醫認為肺主聲，肺氣充足的人聲音洪亮，而肺氣虛弱的人聲音低怯。若肺氣閉塞，則導致人聲音嘶啞或失聲，臨床上應補肺益氣，可常吃人參、西洋參、黨參、太子參、黃耆、白朮、山藥等食物。

人參大補元氣，有補脾益肺的作用。

白朮能補脾益氣，固表止汗。

太子參能補肺潤肺，配伍麥冬，功效更佳。

易患感冒

有些人只要身邊的人感冒了，他們肯定會被傳染而生病。這些人的肺部經常受到外邪侵犯，容易盜汗自汗，經常感冒。

肺開竅於鼻，而鼻是呼吸出入的通道，所以肺氣和，則鼻能辨別香臭；若肺有病則會導致鼻塞、流鼻涕、嗅覺異常等症狀。經常感冒的人應該注意鍛鍊，提高自身免疫力。在感冒多發的季節裡要注意「熱不馬上脫衣，冷不馬上穿棉」，防止冷熱變化太快而引發感冒。

便祕

便祕和腸胃有關，怎麼又和肺有關了？這不稀奇，中醫講的治病之法都是一套系統，很少像西醫那樣專病專治。

首先，肺主升降，使津液輸布至各個臟腑經絡，大腸得到津液的濡養後，自然排便正常。反之，如果大腸得不到濡養，自然會乾燥，排便不暢。其次，肺與大腸互為表裡，關係密切。如果肺失肅降，就會讓大腸通降失常、傳導阻滯，從而形成便祕。這種便祕多伴隨著胸悶、咳嗽或氣喘等症，治療的首要原則是宣肺理氣，如食用桔梗、杏仁、牛蒡、金瓜蔞等食物。

白木耳有益氣清腸、滋陰潤肺的作用。

最傷肺的壞習慣

　　肺是五臟中最嬌嫩的，因此被古人形容為「虛如蜂窠」。護肺養肺的原則一要清潔乾淨，二要濕潤有度，三要寒熱適宜。如果肺失清淨、渾濁不堪，氣無居所，津液丟失，就會導致衛氣不足，肌表失養，外邪便可乘虛而入。

久臥傷肺

　　中醫認為，氣為人身之本，它屬陽喜動、布散四周，因而在正常情況下，氣在體內是一刻不停地運行著的，若是氣的運動減緩或受阻時，便為「氣滯」，已屬於病理狀態。而臥為靜，靜則是動的反面，這與氣屬陽喜動的生理特性顯然是背道而馳的。

　　自然界中的清氣經肺瀰散至血液，體內的濁氣也透過肺排出體外，這條生命通道以動為主；而久臥少動之人，身體的呼吸功能就會減弱，導致清氣攝入少，濁氣積聚多，人就很容易出現缺血、缺氧。

　　而且，肺位於人體各個臟腑的最高端，氣血津液皆要從這裡宣發肅降於全身，若是久臥，又如何宣發肅降體內的氣血津液呢？所以，我們的祖先早就提醒人們「唯是閒人多生此病」。而老年人體力衰弱，更不應該久臥不動，常運動能增強體質。

經常吹空調

　　人體中肺為「嬌臟」，清淨之地，主氣布津、喜潤惡燥，所以在自然環境中，最容易傷害人肺的病邪就是燥熱。中醫稱「燥氣屬秋」，可透過皮膚、肌表、口鼻，侵犯人體、耗津傷液，而出現口乾舌燥，皮膚或毛髮乾枯，小便短少，大便祕結等諸多不適。

　　但在現代生活中，燥熱已不僅僅見於秋季，其他各季也時有燥氣傷肺的事例發生。這是因為現代人喜歡使用空調，會造成環境濕度的下降。我們見到的每一個空調，它的外管線都在滴水，就如同一個抽水器，將我們周圍環

境中的水分抽走，這其中也包括人體中的津液。

愛吃辛辣食物

如今還有一種不良的生活方式也在助長燥熱之氣，那就是過於辛辣的飲食。可能是現代人的生活、工作非常緊張與疲憊，急需一種強烈的刺激與宣洩的緣故，很多人幾乎到了無辣不歡的程度。

中醫認為，辛辣入肺，行氣化濕，比較適合盆地、山區，潮濕之地的人食用。居住於乾燥地帶的人們大量食用，就會嚴重損耗肺中的津液。若再大量飲酒，大聲喧嘩，鼻子、口腔、氣管中的水液便會迅速脫失，造成體內津液不足，肺失所養。

飲食油膩，沒有節制

養肺應少吃肉食，不吃油炸或燒烤類的食物。中餐的特點之一就是油多，菜大多要放油炒一炒；很多人忙於工作，飲食無常，就等晚上這一頓好好犒賞自己；還有無數的應酬，大口喝酒，大口吃肉⋯⋯，這些不良的生活方式與養肺的原則是完全相反的，更不利於腎臟的排毒。

肺的肅降無力，容易導致腎陰腎水不足，時間久了會造成腎陰虛，皮膚乾燥、目澀目昏、齒鬆髮白等，就像久旱的植物。根基不牢，骨骼不壯，腰膝痠軟等症也就隨之出現了，高血壓、高血糖、高血脂等的出現也與此有關係。所以治療這些疾病的時候，多配合一些調節肺氣的穴位按摩，幫助肺氣肅降，增強能量代謝。

特效排毒按摩法

在中醫理論中，凡是被冠以「太」字的，大多十分重要，地位非常顯赫：如太陰經脈便是體內陰氣旺盛之經，而且太陰經又位於三條陰經的最表層，故中醫中有「太陰為開」之稱。手太陰經通於肺，五臟中肺主氣，司呼吸，重在宣發與肅降，這呼吸、宣發、肅降，其實開的就是肺氣。

清肺熱，潤喉嚨：按摩尺澤

肺部疾病最怕火，因為五行之中火能剋金，這火按照現代的說法就是炎症。從漢字的結構上看，火上加火才有了這個「炎」字。我們常說疾病的「病」字，其中也藏著一個「丙」，「丙」在十天干中便是火。所以中醫治療此類病證，常以清瀉肺熱驅邪而出，若採用經穴治療，可選擇肺經上的尺澤穴。

尺澤穴五行中屬水，為肺經的子穴，五行中金氣可化水，水液經肺氣的肅降而下注於腎，故中醫常說「虛者補其母，實者瀉其子」，治肺金之病從腎水而走，所以在臨床上凡屬於肺熱壅阻之症，如發熱、咳嗽、咯血、痰黃、氣喘、咽喉腫痛等，都可按揉拍打此穴，以收清肺洩熱、潤喉利咽之功，且效果頗佳。

沐浴後將毛巾捲起，以畫圈的方式按摩手臂，可對尺澤穴及其臨近的諸多穴位進行刺激。每天堅持用拇指按揉尺澤穴，能夠增加呼吸系統機能，減少咳喘等疾病的發病率。

哮喘、感冒都能治：按揉孔最

哮喘急性發作時，可用力按揉孔最穴數分鐘，以減輕和緩解哮喘症狀的發作；感冒時可在孔最穴及其周圍輕輕刮上幾分鐘，當痧慢慢透出時，感冒症狀就會很快地有所改善。

【尺澤穴】肘橫紋中，肱二頭肌肌腱橈側凹陷處。

孔最穴還有一項特殊功能,那就是調節體表毛孔的開合、汗液的分泌,被譽為治「熱病汗不出」之第一要穴。中醫認為汗為津液,由肺氣宣發而出,所以人體若為外邪所感、肺氣不宣,就會出現發熱惡寒、身痛無汗,此時即可透過按摩孔最穴,發汗解表,以宣肺氣。

【孔最穴】在前臂前區,腕掌側遠端橫紋上7吋,尺澤穴與太淵穴連線上。

孔最為手太陰經中的「郄」穴。這「郄」即為空隙,與該穴名中「孔」的意思基本相同,「最」為副詞,以形容此洞隙之深。在人體經脈中只有氣血匯聚、深入、曲折之處,方有資格稱其為「最」,所以能以「孔最」而命名,表明此穴確實是肺經中氣血深集之處。

咳嗽、哮喘:點按太淵

太淵穴,位於腕橫紋上橈動脈的外側。在手太陰肺經中,太淵穴既是該經的腧穴,又為肺的原穴。經絡學中所說的腧穴,是指那些位於腕(踝)關節附近,具有水流(氣血)灌溉運輸作用的穴位。而原穴則是指臟腑經絡中元氣駐留的部位,是氣血的源頭。因此,刺激太淵穴,既可刺激深藏於體內肺經中的元氣,並向外輸送,也能利用它來觀察體內肺經和肺臟的病變,作出相應的診斷。

【太淵穴】在腕前區,橈骨莖突與舟狀骨之間,拇長展肌腱尺側凹陷中。

經絡中陰經的腧穴,大多用來治療內臟疾病。所以,太淵穴最擅長的就是益肺氣、治肺病。如遭遇咳嗽、哮喘時,即可用拇指的指腹用力點揉太淵穴數分鐘,直至穴位酸脹,病情有所緩解為止。經常按摩該穴,可益肺氣、通心血、調津液,從而促進體內血液循環,改善臟腑功能。

特效排毒食療方

　　如今想每天呼吸到新鮮空氣不太容易了，在室外反倒容易呼吸不暢通。不過，公園還是可以去逛逛的，並能鍛鍊身體。平時吃些清肺潤肺的食物，少吃辛辣的食物，就能幫自己好好養肺。

多酸少辛最適宜

　　辛味食物指的是具有發散、行氣功效的食物，大部分的辛味食物都能刺激食慾、健脾開胃。很多辛味食物都可以作為調料使用，如常見的蔥、生薑、蒜、辣椒、香菜、芥末、胡椒、洋蔥、茴香等。

　　辛味食物最突出的就是它的氣味，入肺和大腸，能宣發肺氣。辛味食物能讓氣血流動起來，讓人的身體生機勃勃。如女性經痛服用胡椒紅糖水，就覺得肚子裡熱熱的；感冒的時候，喝碗蔥薑茶，感覺身體暖和起來了；天氣特別冷的時候，在湯裡加一點辣椒油，既提味，又驅寒；生活中做菜時，用蔥、生薑、蒜爆鍋，香味出來了，讓人食指大動，還能除去肉類食物的油膩感。

　　然而，過猶不及，中醫認為，飲食不當是誘發「秋燥」諸症的重要原因。在秋季，人們可透過食療來「除秋燥、養肺陰」，比如，適當多吃梨子、荸薺、蜂蜜、白木耳、蘋果、葡萄、蘿蔔、蓮藕、百合、冰糖、鴨肉等滋陰潤燥的食物。

　　除此之外，酸味收斂肺氣，辛味發散瀉肺，所以飲食還要多酸少辛。秋天的特點是「燥」，當空氣中濕度下降，肺、皮膚、大腸等部位就會出現以「燥」為特徵的疾病。所以秋天應吃些滋潤的食物，比如帶酸味的果蔬，如山楂、檸檬、柚子、蘋果等。

荸薺有清熱去火、滋陰潤肺的功效。
夏末秋初是葡萄上市的季節，此時吃葡萄能緩解「秋燥」。

白色食物讓你呼吸順暢睡得香

　　五行中，白屬金，入肺，質輕不黏，偏重於益氣行氣。按照中醫「肺為水之上源」、「肺與大腸相表裡」，以及五行中火能剋金，金可耗火的理論，白色食物特別是白色的水果蔬菜，大多具有清熱、利水、通腸、排便、化痰等功效。

　　最常見也最有效的白色食物莫過於白蘿蔔和梨。民間稱「十月蘿蔔小人參」。中醫認為，白蘿蔔味辛甘，性涼，入肺、胃經，具有寬胸舒膈、健胃消食、除痰止咳、潤燥生津、解毒散瘀、通利二便等功效，尤其適合肺氣腫患者和肺熱的人。

　　吃梨清肺已經有相當長的歷史了。相傳唐朝宰相魏徵的母親，有一次患了咳嗽病，但老太太厭醫拒藥，導致病情加重。無奈之中魏徵想起母親愛吃梨，於是將藥與梨一起煮熬膏終使病癒。這便是「藥梨膏」的最早的起源。

　　中醫認為，梨性寒、味甘，入肺、胃經，有生津解渴、潤肺去燥、止咳化痰、養陰降火、利咽生津等功效。民間稱梨「生者清六腑之熱，熟者滋五臟之陰」，因此，梨榨汁生吃能清熱瀉火，治療咽喉疼痛、便祕尿赤等症。梨加冰糖蒸熟食，可滋陰潤肺，止咳祛痰，保護咽嗓。

白蘿蔔有下氣、消食、清肺熱的功效。

梨可改善呼吸系統並有潤肺的功效。

山藥益氣健脾，煮粥、做湯食用為宜。

蔥爆酸甜牛肉

發汗解表
利肺通陽

蔥具有發表通陽、解毒調味的功效。常吃蔥能排除體內的病毒，還能刺激食慾。流感高發季節多吃蔥爆酸甜牛肉可以提高免疫力，抵禦病毒侵襲。

食材

牛里肌肉 350 克，蔥 150 克，彩椒、生薑、白糖、醋、料酒、醬油各適量。

做法

① 蔥、生薑切片，備用；牛里肌肉剔去筋膜，洗淨，切片；彩椒洗淨，切絲。
② 牛里肌片加料酒、醬油、白糖、薑絲抓勻。
③ 油鍋燒熱，放入牛里肌片、蔥片、彩椒絲，滴入醋，翻炒至熟即可。

生薑紅棗粥

暖胃驅寒
補氣滋陰

生薑性溫，能有效地緩解因寒涼食物攝入過多引起的腹脹、腹痛、腹瀉、嘔吐等症狀。煮粥時加些生薑，就能排出寒毒，十分暖胃。

食材

生薑 10 克，白米 50 克，紅棗 5 顆。

做法

① 白米淘洗乾淨；生薑切碎。
② 紅棗洗淨，去核。
③ 將所有食材放入鍋中，加適量水熬煮成粥即可。

蒜蓉茄子

大蒜具有溫中消食、暖胃健脾的功效，對腹痛、百日咳等症狀有明顯的緩解作用。

食材

茄子 400 克，香菜 15 克，蒜、醬油、香油、白糖、鹽各適量。

做法

①香菜洗淨，切碎；蒜切碎，剁成蒜泥。
②將茄子放入鹽水中浸泡 5 分鐘，撈出。
③將茄子切成條，放入熱油中炸軟，撈出。
④油鍋燒熱，放入蒜泥翻炒均勻，放入茄條、醬油、白糖、鹽；燒至入味後，淋上香油，撒上香菜碎末。

香菜拌黃豆

香菜味辛，具有辛香升散的功效，能助肺、脾排毒。在家常菜中加一點香菜就能提味，常吃能促進食慾，有助於開胃醒脾。

食材

香菜 20 克，黃豆 50 克，花椒、生薑、香油、鹽各適量。

做法

①黃豆洗淨，泡 6 小時以上；生薑切片。
②將泡好的黃豆加花椒、薑片、鹽煮熟，放涼。
③香菜洗淨，切段，拌入黃豆中，加香油調味即可。

檸檬飯

天氣濕熱時，如果飲食不節，就會導致體內濕氣日盛，因而生痰。痰多咳嗽、咽喉不適時，將檸檬飯作為主食加以調養，能有效排出濕毒。檸檬飯口味酸甜，氣味清香，能提升食慾。

食材

白米 200 克，檸檬 1 個，鹽適量。

做法

①檸檬洗淨，切成兩半，一半切碎；一半切成薄片。

②白米淘洗乾淨，放入適量水和鹽燜煮。

③飯熟後，裝盤，撒上檸檬碎末，周圍環繞檸檬片裝飾即可。

清熱化痰
抗菌消炎

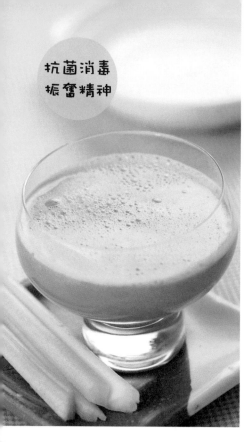

抗菌消毒
振奮精神

葡萄柚芹菜汁

研究發現，每天飲用葡萄柚汁的人很少出現呼吸系統疾病。尤其出現感冒、喉嚨疼痛等肺毒症狀時，此飲更能發揮緩解作用。

食材
芹菜1根，葡萄柚1／2個，紅蘿蔔1／2根。

做法
①芹菜洗淨，切段。
②紅蘿蔔、葡萄柚分別洗淨，去皮切成小塊。
③將芹菜段、紅蘿蔔塊、葡萄柚塊放入果汁機，加適量水榨汁即可。

潤肺除煩
滋潤皮膚

蘋果玉米湯

蘋果味甘，微酸，具有生津止渴、潤肺除煩、健脾益胃、養心益氣、潤腸止瀉等功效，能助肺排毒，使皮膚變得滋潤，有彈性。

食材
蘋果2個，玉米1根，鹽適量。

做法
①蘋果、玉米分別洗淨，切成小塊。
②把蘋果塊、玉米塊放入鍋中，加適量水，大火煮開。
③轉小火煲40分鐘，加鹽調味即可。

芒果柳橙汁

中醫認為，柳橙味甘、酸，入肺經，具有生津止渴、開胃下氣的功效。對於支氣管炎患者來說，柳橙是最好的排肺毒食物。

食材

芒果、柳橙各 1 個。

做法

①芒果洗淨，去皮，去核。

②柳橙洗淨，去皮，去籽。

③將芒果肉、柳橙肉切成小塊，放入果汁機，製作完成後倒出即可。

寬胸降氣
化痰止咳

冰糖藕片

蓮藕生食能清熱潤肺、涼血行瘀，是排肺毒、瘀毒的佳品。感冒、咳嗽的人不妨試試冰糖蓮藕，尤其是不愛吃藥的兒童。

食材

蓮藕1節，枸杞20克，鳳梨、冰糖各適量。

做法

①蓮藕、鳳梨分別洗淨，去皮，切片；枸杞洗淨。

②將蓮藕片、鳳梨片、冰糖放入鍋中，加適量水熬煮。

③快熟時倒入枸杞，煮熟即可。

潤肺去燥
止血消瘀

豬肉蘿蔔湯

冬天常有燥熱痰多、咳嗽不止等肺毒症狀出現，喝些豬肉蘿蔔湯既能潤肺止咳，又能暖身滋補。加熱後的白蘿蔔涼性降低，還帶著一種甜味，十分鮮美。白蘿蔔補氣，豬肉補充能量，此湯能潤肺潤燥。

食材

豬肉 500 克，白蘿蔔 250 克，蔥花、薑片、鹽各適量。

做法

①蔥切碎；薑切片；豬肉、白蘿蔔洗淨切塊。
②油鍋燒熱，爆香蔥花、薑片，放入豬肉塊煸炒，加鹽調味。
③加適量水燒開後，轉小火將豬肉塊燉爛。
④放入白蘿蔔塊，燉至熟爛即可。

開胃健脾
順氣化痰

銀耳羹

白木耳具有強精補腎、滋陰潤肺、補氣和血、延年益壽的功效。對陰虛火旺,不宜食用參茸的病患來說,是非常好的補品。

食材

白木耳 50 克,櫻桃、草莓、核桃仁、冰糖、食用澱粉各適量。

做法

①白木耳洗淨,切碎;櫻桃、草莓分別洗淨。
②白木耳加水大火燒開,轉小火煮 30 分鐘,放入冰糖、食用澱粉,稍煮片刻。
③加櫻桃、草莓、核桃仁,煮開後放涼即可。

牛奶洋蔥湯

滋陰潤肺
美容養顏

牛奶能補虛損、健脾益胃、生津潤腸,能排出腸道內的毒素。此外,兒童和老年人應該多喝牛奶,以強健身體。

食材

牛奶 300 毫升,洋蔥 1 個,鹽適量。

做法

①洋蔥去蒂,洗淨,切絲。
②油鍋燒熱,放入洋蔥絲炒香,加水,用小火熬煮。
③待洋蔥軟爛後,加入牛奶,煮沸後加鹽調味即可。

清熱化痰
去濕解暑

冬瓜鯉魚湯

冬瓜具有清熱化痰、除煩止渴、消除水腫的功效，冬瓜皮尤其能排濕毒、去水腫。

食材

鯉魚 1 條，冬瓜、青菜各 100 克，生薑、鹽各適量。

做法

①冬瓜洗淨，切塊；鯉魚收拾乾淨，在魚身上劃幾刀；青菜洗淨；生薑切片。
②鍋中加水燒開，放入鯉魚和薑片，燒開後撇去浮沫。
③放冬瓜塊，加蓋，中火燜煮 10 分鐘左右。
④取出薑片，放鹽、青菜，再煮 2 分鐘即可。

潤肺通便
寧心安神

燕麥糙米糊

燕麥同時具有很高的營養價值和很好的美容效果，能增加皮膚活性、延緩衰老、減少皺紋和色斑等毒素沉積症狀的形成。

食材

燕麥 40 克，糙米 30 克，黑芝麻粉 20 克，紅棗 15 克，枸杞、冰糖各適量。

做法

①糙米淘洗乾淨，浸泡 10 小時。
②枸杞、燕麥分別洗淨；紅棗洗淨，去核。
③除冰糖外的所有材料倒入豆漿機中，加水至上下水位線之間。
④煮好後倒出，加冰糖調味即可。

銀耳百合豆漿

白木耳、百合和黃豆都是清肺潤肺佳品，加上香蕉更加濃郁香甜。百合具有潤燥清熱的功效，能排肺毒、熱毒，常用來治療肺燥、咳嗽等症。而且鮮百合中的營養物質對皮膚十分有益，經常食用可以延緩衰老，對油性皮膚尤為有益。

食材

黃豆 60 克，白木耳、鮮百合各 10 克，香蕉 1 根，冰糖適量。

做法

①黃豆用水浸泡 10~12 小時，撈出洗淨。
②白木耳泡發，擇去老根及雜質，撕成小朵。
③鮮百合剝開，洗淨，去老根；香蕉去皮，切成小塊。
④將黃豆、白木耳、百合、香蕉塊放入豆漿機中，加水至上下水位線之間。
⑤製作完成後過濾，加冰糖攪拌均勻即可。

潤燥清熱
延緩衰老

補中益氣
止咳定喘

山藥雞肉粥

山藥能健脾益氣、止咳定喘，感冒多發的秋冬季節，多吃山藥可有效排肺毒。

食材

山藥、白米、雞脯肉各 100 克，芹菜、料酒、鹽各適量。

做法

①山藥洗淨，去皮，切丁；芹菜洗淨，切成小粒，備用。

②雞脯肉剁碎，加適量料酒攪勻，備用。

③白米淘洗乾淨，加適量水熬煮；粥快熟時，放入以上食材，加鹽調味即可。

第六章

排腎毒

青春不老的祕訣

　　五臟之中腎屬水，為生命之根。大樹再茂盛也要藏住根，藏得住，用的時候才拿得出，所以腎主封藏。人體的先天之精源於父母，後天之精是脾胃等臟器化生水穀精微所得，而這一切都封藏於腎，用於人的生長、發育、生殖。養好這棵樹，人就能青春不老，厚積薄發。

腎調控著人體的「氣」

很多人一提到補腎就不好意思，還總覺得補腎都是男性的事。其實，男女都要補腎。對腎了解得越多，養護得越細心，人就活得越好。這是為什麼呢？我們可以仔細看看接下來的內容。

腎，作強之官

《素問·靈蘭祕典論》記載：「腎者，作強之官，伎巧出焉。」有學者指出，這裡的「強」指的是「弓」，而製作弓是一件非常需要才技的事情。一般理解為：腎是精力的源泉，由於有了它，智慧和技巧才能夠發揮。

而人物化生，選化形容，更是直接指向了腎造化生命的功能。按照中醫的說法，五臟中腎主生長、發育與生殖，只有腎氣充盛，人才能筋骨強健、動作敏捷、精力充沛，去完成自己的生殖孕育功能，延續生命。

腎藏精氣，供養臟腑

《素問·六節臟象論》中說：「腎者主蟄，封藏之本，精之處也。」五臟中腎的主要功能是藏精，即儲存和封藏人體中的精氣。

腎的所藏之精，從其功能而言，泛指體內所有的精華物質，如氣、血、津液、水穀精微等，統稱為精氣。狹義上則專指人的生殖之精。從其來源而言，先天之精來源於父母，後天之精由脾胃等臟器化生水穀而來。所以在中醫中精是構成人體和推動人體生命活動的基本物質。

腎精所化之氣，直接決定著人的生長、發育和生殖能力的強弱。當人年輕時，腎中精氣旺盛充沛，男子就能排出精液，女子可按時來月經，以繁衍生殖後代。而進入老年後，隨著腎中精氣的日漸衰退，人的性機能和生育能力，便會逐步下降直至消失。

腎越好，生殖功能越強

五臟排毒一身輕腎臟主生長、發育和生殖，腎好孕育寶寶的能力才強。《素問・金匱真言論》說：「北方黑色，入通於腎，開竅於二陰。」二陰，即前陰、後陰，它們在中醫中皆屬腎之竅。

前陰是男女外生殖器與尿道口的總稱，其主要功能是排泄人的尿液，男子釋放精液，女子月經下洩、分娩胎兒；後陰則指的是肛門，體內的糞便糟粕經此排出。由此可見，人的生殖功能，以及尿液和糞便的排泄，其控制權有相當一部分是在腎。

由於腎藏精，為封藏之本，腎的固藏功能的強弱，直接影響著尿道、陰道、肛門的開洩與閉合；所以中醫治療小便失禁或癃閉，大便排泄異常，以及男性遺精、早洩，女子帶下等病證，常從腎著手，其依據就在此。

想長壽，就要讓「生命之根」強壯有力

《素問・上古天真論》說：「腎氣充實，筋骨勁強，故真牙生而長極。腎氣盛，齒更髮長，腎氣盛，天癸至，精氣溢滿，陰陽和，故能有事。腎氣衰，髮墮齒槁。」可見腎虧的人衰老得快。

中醫認為，腎為先天之本，是生命之源。人體的陽氣主要是與生俱來的，所以跟秉賦有很大關係。人體陽氣的盛衰往往跟腎氣的盛衰有密切關係。所以，人的生殖、生長發育、體質強弱、壽命長短都與腎臟有關。

腎是先天之本，人的生殖、生長發育和體質強弱都與腎臟有關。

哪些症狀表示腎中毒了？

腎和月經、性功能、孕育下一代都有千絲萬縷的聯繫，如果腎不好，那這些都會受到影響。當這些影響體現在表面上，人們就要提起精神，好好應對了。

眼圈發黑，臉上水腫

中醫理論中，腎主水運，管理體內的水液運行。當腎臟堆積毒素後，腎臟功能受損，排出多餘水液的能力降低。表現在眼睛上就是黑眼圈，表現在身體上就是水腫，尤其是臉上情況比較嚴重。

沒精神

中醫講究「精氣神」，不可缺一。人的腎功能不好時，水液的代謝就會出現問題，很多廢物難以排泄出去，人體會出現精神不振、疲勞、乏力等症狀。

當身體給我們這些提示的時候，千萬不要掉以輕心。一兩天的無精打采、渾身乏力可以透過睡眠、運動、聽音樂等方式進行調整，但長期處於這種狀態中，一定要去醫院檢查。

月經量少、時間短、顏色暗

月經量突然變少，或經期短，只有一兩天，顏色較暗，甚至發灰。月經的產生和消失，都是腎功能是否旺盛的表現，如果腎臟中有很多毒素，經血就會減少。有這種症狀的女性要注意，及時到醫院檢查。在飲食上，留心補腎，兼補氣血，把月經調好，就是把自己的狀態調好。

大量脫髮

中醫認為，毛髮的生長全賴於精和血，腎藏精，故有「其華在髮」的說

法。毛髮的生長與脫落，潤澤與枯槁不僅依賴於腎中精氣，而且亦有賴於血液的濡養，故有「髮為血之餘」之說。脫髮的原因很多，虛實夾雜，但大多數是肝腎陰虛。青壯年精血充盈，則髮長而光澤，老年人精血多虛衰，毛髮變白而脫落，而未老先衰，頭髮枯萎，早脫早白者，與腎中精氣不足和血虛有關。

　　所以，想治脫髮、白髮，不但要多吃補腎的食物，還要注意養肝補血。二者搭配，對症治療，才能取得更好的效果。

腰酸

　　中醫認為，「腰為腎之府」。「府」即「腑」，有庫府的意思。六腑的主要生理功能是受納、腐熟水穀，泌別清濁，傳化精華，將糟粕排出體外。「轉搖不能，腎將憊矣。」意思是說，腎位居於腰，故腰為腎之府，若不能轉側搖動，是腎氣將要衰憊的表現。

　　人們常說腰不好就是腎不好，也是出於這方面的認知，但這並不是必然的。人感覺腰酸的時候，首先考慮是腎虛、腎氣不足。不過，中醫所講的腎是一個廣義的範疇，不能一概而論。

　　如果在腰酸的時候，伴隨頭暈、耳鳴等症狀，那麼就需要及時就醫。這並不是因為運動或勞動所導致的生理性痠痛。

經常憋尿

　　憋尿其實很常見，尤其是學生、司機、遊客等群體。但憋尿是有危害的，程度較輕的憋尿會造成尿道感染，程度較重的會導致腎功能不全。臨床顯示，尿道感染的患者常因早期治療不及時、不澈底，而錯過最佳治療時機，嚴重影響了腎功能。

　　經常憋尿的人，要立刻改變自己的生活習慣。已經尿道感染的人，除在醫生的囑咐下服用藥物之外，日常生活中一旦有尿意，最好趕快去洗手間。

小便異常

由於小便來源於腎，所以小便是反映腎臟健康的一大標誌，以下幾點最好做到及早發現：

在沒有過多飲水的情況下，夜間排尿次數增多，有可能是腎臟濃縮尿液的功能受損。

在正常飲水且沒有大量出汗的情況下，一天的小便量比過去明顯減少，就要小心腎臟功能已經受到損害。

小便裡有泡泡可能是由於腎臟出現問題，導致體內蛋白質跑到尿液裡形成蛋白尿。

小便顏色有點紅或者呈茶色，應該警惕血尿的可能，特別是感冒、喉嚨痛、皮膚感染之後出現的尿液變紅。

頻尿、尿急、尿痛等症狀是尿道感染的常見表現，如果影響到上尿道的部分，可能會引發腰酸或者發燒。

不喝水也經常起夜、小便量突然變少、小便中出現泡沫或顏色發紅，都和腎臟疾病有關。

需要注意的是，成年人會對自己的情況比較了解，所以只要做好日常觀察就好。但兒童正處於發育階段，對自己的生理結構和健康情況並沒有清楚的了解和把握，所以家長們要多加注意，於細節問題上多和孩子交流。

長期用腦過度容易傷腎，
應多吃堅果類食品補腦補腎。

最傷腎的壞習慣

長期喝酒固然傷腎，但能夠戒酒的人少之又少。想要養生，怎能不拿出些行動來？假如人們保持著良好的生活習慣，就沒有必要戒了。但某些壞習慣不好戒，要循序漸進地改。

長時間不良坐姿

現代醫學中脊髓所處的位置，是中醫中督脈的主要循行路線，而督脈將人的大腦這個「髓海」，與生命之本「腎」緊密相連，因而中醫中有「腰為腎之府」、「脊為腎之路」的說法。所以傷在骨髓、脊柱者，看似病在骨髓、頸胸腰脊，實際上最終受到傷害的，還是人的腎氣。

按照中醫理論，人的骨脊均為腎精所化，它的生長、發育、修復，沒有一樣離得開腎精的滋養和充填。骨脊是腎氣向外的自然延伸和擴展，若骨脊為外力、疾病所傷，其症必然順勢而入，傷及於腎。

用腦過度

長期以來，中醫將人的神智、思維、意識功能的主要部分歸之於心，而現代科學認為這種功能是歸屬於大腦的。其實這並不矛盾，中醫稱「腦為髓海」，髓生於腎，神作為人體生命活動的最高形式，它的物質基礎就是精和血。精歸腎藏，血由心主，由精所化；因而精神，是精在前、神在後，先有精、後有神。況且人的心智和神明，還需要心腎相交、水火既濟，才能正常運行。

所以，中醫認為用腦過度，除了可傷心耗血之外，對腎的傷害也非常大，因為精能化氣、氣可化神，人若是勞神過度，就會耗精傷腎。

酒後性生活

《金瓶梅》中寫西門慶之死，死因是「脫陽」，而導致西門慶「脫陽」的直接原因就是「醉以入房」。一兩次「醉以入房」，損害可能不會明顯，但日

積月累極有可能引發重疾。

　　飲酒之人自我感覺良好，容易陷入縱慾，損傷身體在所難免。飲酒後肝、腎正自空虛，如果此時行房事，力有不及不說，還會使虛者更虛，這可是養生的大忌。因此，乘酒縱慾正是中醫理論體系中重要的病因之一。

　　濫用補腎藥提到腎虛，在很多人印象裡，意味著身體的嚴重虛損，還隱喻著性功能遭受損傷的別樣含義。但是中醫所說的腎虛，其實是一個比較廣泛的概念。

　　中醫認為，人的身體往往會由於先天不足、後天失養，或者久病失調、過度勞累等原因而造成腎氣損傷，而導致腎虛。補腎一定要辨明陰陽，否則，不僅無益反而有害。

腎虛分類		具體表現
腎氣虛	腎氣不固（多用金鎖固精丸）	聽力減弱，小便顏色清澈但餘瀝不盡，或遺尿失禁，或滑精早洩，女性胎動易滑等。
	腎不納氣（多用金匱腎氣丸）	腰膝痠軟，咳喘，呼多吸少，氣不得續，動則喘息益甚，自汗神疲，聲音低怯等。
腎陽虛（多用桂附地黃丸、金匱腎氣丸）		四肢寒、怕冷，面色蒼白，腰膝痠軟疼痛，陽痿、早洩，精神萎靡，舌質淡、舌苔薄、脈遲緩等。
腎陰虛（多用六味地黃丸，陰虛火旺者宜用知柏地黃丸）		五心煩熱，潮熱，口乾舌燥，失眠多夢，舌質偏紅，舌苔較少，男子陽強易舉、遺精，婦女經少、經閉等。

特效排毒按摩法

不論男女，想對自己好點兒就要好好養腎。尤其是青壯年和老年人，空閒時間按按揉揉，比吃藥方便多了，還安全可靠。

告別咽痛和失眠：按揉照海

腎，屬水火之臟，為少陰之經，內藏有元陰、元陽兩氣，而照海穴，就是這水臟中的火，陰經中的陽。在經絡中，照海穴還是「八脈交會穴」之一，與陰蹺脈相通。

奇經八脈中的陰陽蹺脈，這陰陽兩字分別代表著體內的陰陽二氣，而其「蹺」字則是舉足跨高的意思，故該穴大多分布於足的內外踝處，其主要職能是協調和平衡體內的陰陽兩經。因而照海穴，除了具有滋陰降火、補腎益氣、通調三焦的作用外，還參與陰陽的平衡、寧神助眠。

【照海穴】坐位垂足，由內踝尖垂直向下推，至下緣凹陷處，按壓有痠痛感處即是。

照海穴與足外踝尖下緣凹陷處，屬足太陽膀胱經中與陽蹺脈相通的「八脈交會穴」之一的「申脈穴」遙相呼應，被人戲稱為「夫妻穴」。

五臟六腑中腎與膀胱，經絡中少陰腎經與太陽膀胱經相表裡，因而中醫瀉腎經之實，往往是從膀胱經而走。所以在臨床上可以照海或與申脈相配合，主治咽喉乾燥、疼痛不適、聲音嘶啞，失眠，水腫、尿滯留、尿道感染，月經失調、帶下，陰莖異常勃起等症。

讓腎臟充滿活力：刮太溪

在經絡學中的太溪，既是足少陰腎經的腧穴，又是腎之原穴。腧穴為本經經氣匯聚之地，有向外輸送少陰精氣、滋陰補腎的作用。原穴則是腎中元氣居住的地方，在中醫中，氣，尤其是腎中的元氣，是推動人體生命活動的基本動力，由此可見，該穴在腎經中的作用非同小可。

【太溪穴】坐位垂足，由足內踝向後推至與跟腱之間凹陷處即是。

而且，太溪為兩穴合一，腎經之氣最旺，具有「滋腎陰、補腎氣、壯腎陽、理胞宮」的功能，也就是說，只要是腎虛不足之證，皆可取太溪穴而治。

腎作為人的先天之本，補益腎氣、修復先天，首先取太溪穴。因為太溪穴作為腎經的原穴和腧穴，是腎中經氣的源頭和推動力，因而激活人的腎經，要從其源頭開始，隨後再疏通整條腎經，令經脈中腎精、腎氣旺盛通達、營養四方。

所以在臨床上太溪穴可治頭暈耳鳴、遺精、失眠、視力減退、咽喉疼痛、慢性口瘡、牙痛、慢性腰痛、慢性洩瀉、月經失調等症。

不花錢的長壽法：按摩湧泉

【湧泉穴】卷足，腳底前1／3處可見有一凹陷處，按壓有痠痛感處即是。

水為生命之源，是維持人體生存與健康的根本保證，人的一生都離不開水。《黃帝內經》稱「女子二七，男子二八，而天癸至」。這裡所說的天，即為大自然；癸在天干地支中，則是水的符號和象徵，所以如果要將「天癸」翻譯成現代語言，就是大自然（天）所賦予和啟動人類生命歷程的源泉（水），而這水就藏匿於腎中。

中醫認為，人體中的水，也就是津液，不僅可從口中而入脾胃所化，它還能由腎中生出，《素問‧逆調論》中即說「腎者水臟，主津液」。

湧泉屬足少陰經的「井穴」。經絡中凡是稱為「井穴」者，都位於肢體的末端，它就如同一股股剛從地下湧起的泉水，由井中冒出。腎作為人體陰陽、精血之根，它的經脈起始於腳底，生命之水從這裡噴湧而出，故得「湧泉」之名。俗話說，「若要老人安，湧泉常溫暖」。據統計，推搓湧泉穴能治昏迷、休克、窒息，頭痛、暈眩、精神萎靡、高血壓，心悸、失眠、咽喉疼痛，皮膚乾燥、粗糙、衰老，陽痿遺精、不孕不育，腳部凍瘡、皸裂等症。

特效排毒食療方

不少人一聽說自己腎不好了就開始吃藥，但是藥三分毒，能不吃藥就不吃藥，能少吃藥就少吃藥。中醫講究藥食同源，老祖宗給我們留下來的養生寶典足夠我們琢磨了。

鹹味入腎，但要少吃

腎有調節水液代謝的作用。攝入適量的鹹味食品和藥物，能有助於增強人的腎氣。鹹味食物能調節人體細胞和血液滲透壓平衡及水鹽代謝，增強體力和食慾，防止痙攣。因此在嘔吐、腹瀉及大汗後，適量喝點淡鹽水，可防止體內微量營養素的缺乏。

實際上，我們的鹽攝入量嚴重超標。世界衛生組織建議，鹽的攝入量每人每天應在 6 克以下。6 克是什麼概念呢？拿一個啤酒瓶蓋，裝滿鹽，這就是 6 克左右。而事實是，這一啤酒瓶蓋的鹽，通常只是我們生活中一道菜用的量，一日三餐下來，已經嚴重超標了。而且，醬油、醬製品、鹹菜、榨菜、鹹蛋中都有大量的鹽，讓人防不勝防。

長期高鹽飲食還會導致心腦血管疾病、糖尿病、高血壓等。大約 80% 的腎臟病患者也是高血壓患者，而這種腎臟病合併高血壓患者，80% 是容量依賴型高血壓，即其體內鈉離子濃度過高。因此，所有的腎臟病患者都要低鹽飲食。

《素問・生氣通天論》中記載，「味過於鹹，大骨氣勞，短肌、心氣抑」。這其中的大骨指的就是腎，因為中醫中腎主骨；所以這段話的意思就是說，人若過食鹹味，會導致腎氣、骨骼的受損，出現肌肉萎縮無力、胸悶心悸等異常。一旦人的腎陽受損、命門火衰，再者，心火受到壓抑，氣血、津液的循環，就會出現紊亂與失調，滋生疾病。此時，就應減鹹增苦，以平衡水火兩臟；或食辛熱，以宣肺氣、通調水道、充實腎氣。

醬菜、榨菜等味道厚重，易產生致癌物質，容易傷腎。

黑色食物讓你大腦靈活精力旺

　　黑色主水，入腎，因此常食黑色食物可補腎。黑芝麻、黑木耳、紫菜等的營養保健和藥用價值都很高，它們可明顯減少動脈硬化、冠心病、腦中風等疾病的發生率，對流感、慢性肝炎、腎臟病、貧血、脫髮等均有很好的療效。

　　根據中醫文獻記載，黑豆，味甘、性平，可入脾、腎兩經，具有補腎強身、健脾利水、調中下氣、活血消腫、烏髮潤膚、抗衰老等多種功效，特別適合腎虛者，或脾腎兩虛者食用。如果按照《黃帝內經》中「腎，其位在北，其色為黑，其味為鹹，其氣為腐」的理論，食用經過發酵後的黑豆、豆腐，補腎效果更佳。

　　五臟中，心為君主之官、主人神明，受血而養，同時，腎又藏精、生髓，上輸於腦，而成「髓海」。因而，作為人體生命運動最高形式的「神明」，其最重要的物質基礎就是精和血，而且精能化血，所以中醫認為凡是能補腎生精者，都可滋養人之大腦。其中最為著名的就是補腎佳品：黑芝麻。對學生、上班族和其他腦力工作者來說，黑芝麻是很好的食物。將黑芝麻磨成粉，搭配一些糯米粉和白糖，就是自製的黑芝麻糊，既健腦益智，又能當做簡易早餐。

紫菜有清熱利水、補腎養心的功效。

黑豆外形酷似腎臟，具有補腎、利水的功效。

黑木耳有延緩衰老的作用，還可以提高免疫力。

蘆筍蛤蜊飯

蘆筍蛤蜊飯具有補腎臟、助津液的作用，還有防癌抗癌功效。蛤蜊味鹹，有助津液、潤五臟、止消渴、開胃、治水腫、化痰積的功效，能排濕毒。而且蛤蜊中含有豐富的蛋白質、礦物質和微量營養素，可預防中老年慢性病。

食材

蘆筍 6 根，蛤蜊 150 克，海苔、白米、生薑、白糖、醋、香油、鹽各適量。

做法

①蘆筍洗淨，切段；海苔、生薑切絲，備用。

②蛤蜊泡水，吐淨泥沙後用水煮熟。

③白米淘洗乾淨，放入電鍋中，加適量水。

④將海苔絲、薑絲、白糖、醋、鹽攪拌均勻，倒入電鍋中；把蘆筍段鋪在上面，一起煮熟。

⑤將煮熟的米飯盛出，放入蛤蜊，加香油攪拌均勻即可。

滋陰潤燥
利尿消腫

益智健腦
清熱解毒

牡蠣豆腐湯

牡蠣是補腎佳品，對於陰虛引起的失眠、頭暈、頭痛等腎毒症狀有很好的緩解作用。

食材

牡蠣、豆腐各 200 克，蔥、蒜、太白粉、蝦油、鹽各適量。

做法

①將牡蠣肉洗淨，切成薄片；豆腐洗淨，切丁；蔥切絲；蒜切片。

②油鍋燒熱，放入蒜片煸香，倒入蝦油，加水燒開。

③加豆腐丁、鹽燒開，入牡蠣肉片、蔥絲。

④用太白粉勾薄芡，加鹽調味即可。

補腎益髓
養血潤燥

小米海參粥

海參中微量營養素釩的含量居各種食物之首，可參與血液中鐵的輸送，淨化血液中的毒素，是老少皆宜的滋補食物。

食材

乾海參 20 克，小米 80 克，枸杞、鹽各適量。

做法

①乾海參泡發，去內臟，洗淨，切小段。

②小米淘洗乾淨，浸泡 4 小時，加適量水煮粥。

③待粥快煮熟時，放入海參和枸杞，小火略煮片刻，加鹽調味即可。

涼拌海蜇皮

海蜇皮具有高碘、高蛋白、低脂肪、低熱量的特點，因此特別適合想要瘦身的人食用。此外，經常喝酒的人應多吃些，以排腎毒，減輕酒精對身體的損害。

食材

海蜇皮 300 克，醋、香油、鹽各適量。

做法

①海蜇皮洗淨，切絲，泡 2 小時。
②用五六分熱的熱水將海蜇絲燙一下，撈出過涼。
③將海蜇絲擠乾水分，放在盤裡。
④將醋、香油、鹽放入碗中，調勻，澆在海蜇絲上面即可。

滋陰化痰
解渴醒酒

蝦皮紫菜湯

健腦益智
化痰散結

食材

紫菜 10 克，雞蛋 1 個，
蝦皮、香菜、蔥、生薑、香油、鹽各適量。

做法

①蝦皮洗淨；紫菜撕成小塊；雞蛋打散；
②香菜擇洗乾淨，切段；蔥、生薑切碎。
③油鍋燒熱，放入薑末、蝦皮略炒，加適量水煮沸。
④淋入蛋液，放入紫菜、香菜段、鹽、蔥花、香油即可。

紫菜中含有豐富的膳食纖維及礦物質，能幫助排泄身體內的廢物及毒素。這道湯中，紫菜和蝦皮都是補碘補鈣的食物，很適合學生族和腦力工作者食用。做湯的時候要少放鹽，以免鹽攝入過多。

芥菜干貝湯

滋補肝腎
明目利膈

干貝能滋陰補腎、和胃調中，對頭暈目眩、脾胃虛弱等腎毒症狀有很好的排毒效果。

食材

芥菜 250 克，干貝 5 個，雞湯、香油、鹽各適量。

做法

①芥菜洗淨，切段。

②干貝用溫水浸泡 12 小時以上，備用。

③干貝洗淨，加水煮軟，拆開干貝肉。

④鍋中加雞湯、芥菜段、干貝肉，煮熟後加香油、鹽調味即可。

松仁海帶湯

海帶中的含碘量較高，能健腦益智。海帶還含有大量消腫利尿的甘露醇，能排腎毒。

食材

松仁 50 克，黃豆 20 克，海帶 100 克，雞湯、鹽各適量。

做法

① 松仁洗淨；黃豆洗淨，用水浸泡 8 小時左右。
② 海帶洗淨，用水浸泡 2~4 小時，切成細絲。
③ 鍋中放入雞湯、松仁、黃豆、海帶絲，用小火煨熟，加鹽調味即可。

清熱止渴
通行利水

韭菜薹炒魷魚

魷魚具有補虛養氣、滋陰養顏的功效，能降低血液中膽固醇的濃度，調節血壓，對預防老年痴呆症等有一定功效。

食材

鮮魷魚 1 條，韭菜薹 100 克，醬油、鹽各適量。

做法

① 鮮魷魚剖開，洗淨，切成粗條；韭菜薹洗淨，切段。
② 將魷魚條放入開水中汆燙一下，撈出。
③ 油鍋燒熱，放入韭菜薹段翻炒，然後放入魷魚條。
④ 加適量醬油、鹽，翻炒均勻即可。

滋陰養胃
補虛潤膚

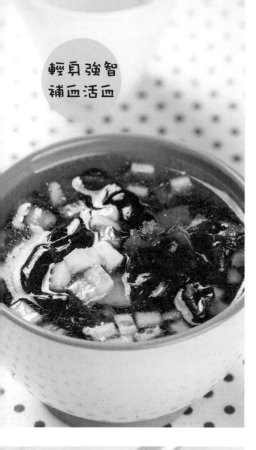

輕身強智
補血活血

黃瓜木耳湯

黃瓜木耳湯有補腎功效,能提升免疫力。黑木耳富含鐵,被營養學家認為是最天然、最有效的補鐵食物,具有淨化血液、排出毒素的作用。但黑木耳性寒,脾胃虛弱、經常腹瀉者、患有出血性疾病的人不宜食用。

食材

黃瓜 150 克,黑木耳、鹽各適量。

做法

①黃瓜洗淨,切成小塊。
②黑木耳用涼水浸泡 6 小時左右,洗淨,去蒂。
③油鍋燒熱,放入黑木耳翻炒,加適量水煮沸。
④倒入黃瓜塊,加適量鹽調味即可。

滋陰補腎
健身暖胃

黑米糊

黑米富含膳食纖維,能促進腸胃蠕動,排出毒素。而且,黑米補血效果十分顯著,是滋補強身、抗衰美容的佳品。

食材

黑米 50 克,紅豆 30 克,栗子 25 克,白糖適量。

做法

①紅豆浸泡 10 小時;栗子去殼,洗淨。
②黑米淘洗乾淨,浸泡 2 小時。
③將紅豆、栗子、黑米一起放入豆漿機,加水至上下水位線之間。
④煮熟後倒出,加適量白糖調味即可。

涼血解毒
利尿通便

鮮檸檬荸薺水

荸薺具有益氣安中、開胃消食的功效，還是很好的防病抗毒食品。很多兒童喜歡生吃荸薺，但容易感染細菌和寄生蟲，最好將荸薺去皮，在開水中略煮片刻，加點白糖再吃。

食材

鮮檸檬 1 個，荸薺 10 個。

做法

①鮮檸檬洗淨，切片。

②荸薺洗淨，去皮，切片。

③鍋中加適量水，放入檸檬片和荸薺片，煮 5~10 分鐘即可。

桑椹粥

桑椹能補肝滋腎、益血明目、祛風濕、解酒毒，對肝腎陰虛所致的視力減退、耳鳴、身體虛弱、神經衰弱等症有很好的療效。

食材

桑椹 50 克，糯米 100 克，冰糖適量。

做法

①桑椹洗淨；糯米洗淨，浸泡 2 小時。

②鍋置火上，放入糯米和適量水，大火燒沸後改小火熬煮。

③待粥煮至熟爛時，放入桑椹，稍煮。

④放入冰糖，攪拌均勻即可。

補肝滋腎
益血明目

黑芝麻栗子糊

《本草綱目》中對黑芝麻有「服至百日，能除一切痼疾。一年身面光澤不飢，二年白髮返黑，三年齒落更生」的評論。因此，多吃黑芝麻對排毒養顏十分有益。

食材

黑芝麻 40 克，熟栗子 120 克。

做法

①熟栗子去殼，去皮，切成小塊。

②黑芝麻放入鍋中，小火炒香。

③將所有材料倒入豆漿機中，加水至上下水位線之間，製作完成即可。

烏骨雞滋補湯

食材

烏骨雞 1 隻，山藥 250 克，
枸杞 10 克，紅棗 6 顆，
生薑、料酒、鹽各適量。

做法

①烏骨雞洗淨，去內臟；山藥洗淨，去皮，切片；紅棗洗淨；生薑切片，備用。

②將烏骨雞放入鍋中，加適量水煮沸。

③清去浮沫，放入山藥片、枸杞、紅棗、料酒和適量薑片。

④轉小火燉至烏骨雞熟爛，加鹽調味即可。

烏骨雞配山藥、紅棗、枸杞，能調和五臟、補氣益精。烏骨雞富含鐵，能促進脂類從血液中轉運、藥物在肝臟的解毒等。烏骨雞具有補肝腎、益精血、退虛熱、調月經、止白帶等功效，因此對於女性而言是一道難得的滋補佳品。

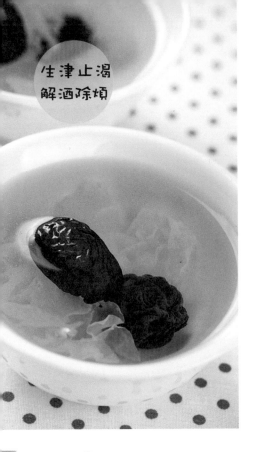

生津止渴
解酒除煩

烏梅銀耳紅棗湯

烏梅不僅是年輕人愛吃的小零食，也是排毒解酒的好食物。酒醉後喝些烏梅湯就能有效解酒，對清除口氣也有很好的效果。

食材

烏梅、白木耳各 20 克，紅棗 100 克，冰糖適量。

做法

①將烏梅、紅棗浸泡好後洗淨。
②白木耳用水浸泡 2 小時左右，去蒂，洗淨。
③鍋中倒水，將所有材料放入鍋中，小火燉40 分鐘即可。

補血益氣
健腎補肝

核桃仁紫米粥

紫米和黑米都有補腎的功效，但紫米更好消化和吸收。而且，紫米富含膳食纖維，能夠降低血液中膽固醇的含量，有助於預防心臟病。

食材

紫米、核桃仁各 50 克，枸杞 10 克。

做法

①紫米淘洗乾淨，浸泡 30 分鐘。
②核桃仁掰碎；枸杞揀去雜質，洗淨。
③將紫米放入鍋中，加適量水。
④大火煮沸後，轉小火繼續煮 30 分鐘。
⑤放入核桃仁碎與枸杞，繼續煮 15 分鐘即可。

第七章

五臟六腑的排毒時間

很多想要排毒的人都想知道，有沒有簡單的排毒方法。其實簡單的排毒方法到處都有，重點在於能否堅持下來。對於工作繁忙、精力不夠的人來說，按照時間排毒可能是最實際的了。充分利用這個時間表，可以在最短的時間內達到最好的效果。

23:00 — 01:00 膽排毒 養好陽氣壽命長

子時是晚上的 11 點到次日 1 點，在這個時間段裡，是膽經代謝最旺盛的時候。但這個時候，卻是一天中最黑暗的時候，陽氣剛剛生發。所以這時候養膽就顯得很重要了。

子時最應該做的事：睡子時覺

俗話說：「騰不出時間睡覺，遲早要騰出時間生病。」睡眠非常重要，因為它是養陽氣的重要途徑。

好的睡眠能讓人精神飽滿，感覺一天的疲勞都消失得無影無蹤了。而且，睡醒之後會覺得心情很好，看什麼都順心。壞的睡眠就是該睡的時候沒睡，該醒的時候沒醒，醒了還覺得難受，甚至頭暈、噁心。

有的老年人晚飯吃得早，然後看看電視，八九點就睡覺了。剛睡兩三個小時就醒了，感覺肚子餓。從西醫的角度講，這是膽汁在分泌。而從中醫的角度講，這是因為體內的陽氣生發起來了，此時最重要的就是要滋陰潛陽，調節陰陽的平衡。

養陽最好的辦法就是睡覺。人體只有靜止不動，陽氣才不會受到消耗，才能慢慢生發起來。入睡前禁止過度用腦、大量運動或情緒激動，以平和的精神狀態入睡最好。

老年人比較怕餓，不吃東西 ok 嗎？可。但吃了東西，腸胃還要繼續工作，還要消耗體內的陽氣。老年人消化不好，陽氣也不足，這時候應該重新找找感覺，好好睡一覺。如果實在餓得厲害，可以吃些容易消化的食物，不能吃涼的、硬的食物。

有助於膽排毒的生活小習慣

想要排膽毒，首要就是養陽氣。身體內的陽氣足了，就不會遭受外邪的侵犯。那麼怎麼養陽氣呢？請看下面的幾個妙招，讓你在冬天也暖洋洋！

晒太陽

中醫認為「寒從腳下起」，患有老寒腿的老年人往往是陽虛體質，一到秋冬季節就開始難受。中午天氣好，不妨出去走走，晒晒腿，驅走體內寒氣。晒腿的時候要讓太陽光直射在雙腿上，隔著玻璃晒是沒有效果的。每次晒半個小時，然後來回走走，順便晒晒後背，感覺身上舒服了就可以。

拍打背部

背部是督脈和太陽經的循行部位，對全身陽經脈氣有統率、督促的作用。經常拍打後背，有利於督脈和太陽經的通暢運行，能激發體內的陽氣。閒暇的時候，雙手握拳，輕輕拍打背部正中的位置，每次 10 分鐘左右。當感到身上微熱之後，就可以停下來。

熱水泡腳

冬天的時候，人們都喜歡泡腳。泡腳之後，感覺身上就不那麼冷了。其實，身體虛弱、陽氣不足的人，應該經常泡腳，不止是冬天。尤其是工作比較累的上班族和經常手腳冰涼的人，多泡腳對身體很有好處。

每天睡覺前泡腳能促進氣血運行，把體內的陽氣激發出來。在泡腳時可以加一些艾草或生薑等，能祛寒除濕、活血通絡。需要注意的是，泡腳時水溫不宜過燙，以 38~43℃為宜。最好使用比較深的木桶，能把小腿整個放進去，這才是真正的泡腳而不是洗腳。

泡腳時水量沒過腳背，具有解乏的效果。
想要祛寒除濕、活血通絡，
要將整個小腿都浸泡在水中。

01:00–03:00 肝排毒 面色紅潤氣血足

現代人壓力總是很大，所以熬夜已經成為司空見慣的事情了。尤其是好不容易做完手頭的工作，打算娛樂一下，大家去聚餐、唱歌，或者是回到家裡打電玩、看球賽，將睡覺時間一拖再拖，甚至拖到了次日天亮。這些人對熬夜帶來的危害並不重視，嚴重損害了自己的健康。

丑時最應該做的事：熟睡

肝主藏血，《內經》說：「臥則血歸於肝」，「臥」就是睡覺，「血歸於肝」說的是全身的氣血歸於肝，由肝來藏血，重新做血的濾化。

醫學研究發現，人在靜臥狀態時，肝中的血流量可增加 40％ 左右。此時，肝臟可以得到大量的血液、氧氣及營養的供給，非常有利於肝細胞修復和再生。但是，如果肝不藏血，肝中血流量嚴重不足，那些已經受損的肝細胞，就很難得到及時的修復，甚至可能加劇或惡化。而且，肝臟作為人體中最大的代謝器官，許多重要的生化物質，都在這裡進行合成或轉化；各種有毒成分也大多在這裡被分解，因此，肝臟的損傷往往是全身性的。

渴望嬰兒一樣的深度睡眠，需要提高睡眠質量，保證充足的睡眠時間。

　　所以想保護好你的肝，首先每天都必須擁有充足、高品質的睡眠，一般成年人每天的睡眠時間為 8 小時左右。按照中醫的說法，子時和丑時，正好是膽經和肝經的運行時間，是肝膽兩經功能活動最強的時段。因此，在這段時間內，好好睡上一覺，是保護你肝臟最好的良藥。

有助於肝排毒的生活小習慣

　　喝酒會傷肝這是大家都知道的，尤其是男性經常出門應酬。女性較少喝酒，卻要更加注意對肝的保養。古人有「女子以肝為先天」的說法，如果肝的疏洩功能正常，肝經之氣調暢，太衝脈盛，月經就會準時到來，帶下也會分泌正常，孕育和分娩也會順利。如果肝失疏洩，會引發月經、帶下、胎產之類的疾病，嚴重者還會影響性功能或導致不孕症。所以，無論男女都要注重養肝。

適當流淚

　　中醫認為，肝之液為淚。很多人大哭一場之後，就覺得心裡的不快、委屈、煩悶都有所減輕。這是因為肝主疏洩，人的情緒也需要及時疏導、整理，還要在適當的時候發洩出來。生氣、難過、委屈的時候哭一哭不僅僅是女性的專利，男性也有這樣的權利。不要覺得男人哭泣就是沒面子，人難免處於低谷，難免遇到一時半會兒過不去的坎。如果一味壓制，就會嚴重損害自己的健康。同理，過於敏感、經常哭泣也會有副作用，像林黛玉一樣多愁善感就會氣血兩傷，過猶不及。

做自己喜歡做的事

　　養肝的重點在於自我調節，尤其是情緒方面的調節。經常抑鬱沉悶、胡思亂想、唉聲嘆氣的人，可以嘗試去景色優美的地方散心、聽一些曲調活潑的音樂、看一些幽默搞笑的電影，喜歡安靜的人可以讀讀散文，陶冶自己的情操，讓心靈來一次澈底的淨化。

03:00 - 05:00 肺排毒 晚上不咳睡得香

凌晨 3 點到 5 點是十二時辰中的寅時，這個時候是肺經當令。一日之中，子時為陰之終點、陽之起點，它的到來即意味著陰氣漸退、陽氣萌生，而到了丑時肝氣逐漸甦醒，氣血開始向外疏洩，隨後肺氣萌動。

寅時最應該做的事：熟睡

寅，演也、津也，從這兩個字中我們就可以看出，寅與水的關係非常密切。而這水在人體內不是血液便是津液，推動它運行的主要就是肺氣與肝氣。十二時辰中寅時之後就是 5 點到 7 點的卯時，卯時日照東方，人們從臥轉起，開始一天繁忙的勞作運動，其消耗最大的就是氣血津液，所以寅時，這黎明之前，人體所必須完成的最重要的準備工作，就是為新的一天調配好氣血和津液。

肺作為「相傳之官」，它受心主神明的委派和指令，主人身之氣、宣發與肅降氣機，因而此時肺會與肝的疏洩功能相配合，以調配氣血的運行，如果氣血調配不順，身體就很容易出現異常，這也是為什麼很重症患者，常常會死於凌晨 3~4 點鐘的原因之一。若家中有重病者，在寅時則要密切觀察患者的肺氣變化以防意外。所以，正常人，在寅時最好是熟睡休息以養肺氣，而老年人清晨易醒，在寅時可平臥於床，導引吐納以安肺氣。

肺主一身之氣。在凌晨 3 點到 5 點的時候，肺經開始重新分配人體的氣血，心需要多少，腎需要多少，全歸肺經管。而這個重新分配的過程，一定要在深度睡眠當中來完成。所以如果這時候醒來就是肺氣不足的表現。另外，此時肺經也最忌「打擾」。如果有個別器官特別活躍的話，肺經就不得不工作，多分配給它一些氣血，這樣就會導致氣血分布不均。因此說，凌晨 3 點到 5 點的時候，應該是睡得最沉的時候。為了保證此時能睡得熟，最好在 11 點之前入睡，使人處於深睡眠之中。對於年輕人中越來越多的「夜貓族」來說，最遲也要在 1 點之前關掉手機和電腦，否則就會越晚越精神，出

現不正常的亢奮狀態。

有助於肺排毒的生活小習慣

由於肺氣不足或是肺經受到「打擾」，寅時醒來時，可以閉著眼睛繼續躺著。清晨正好是陽氣生發的時候，靜躺可以安定心神，人體潛伏的陽氣也不易受到打擾。

適當晚起

都說「早睡早起」是好習慣，可早起的時間一般來說在七點比較合適，尤其是老年人。常聽到一些心臟病患者死於凌晨 3~4 點鐘，這跟肺經此時重新分配氣血有關。肺有「肅降」的功能，「肅降」就是清肅下降之意，有向下、向內、收斂的特點。肺氣以清肅下降為順，透過肺氣之肅降作用，才能保證氣和津液的輸布，並使之下行，才能保證水液的運行並下達於膀胱而使小便通利。如果凌晨 5 點就醒了，說明體內的氣血太虛弱了，如果再起床運動，會大大加重心臟的負擔，這也是心臟病患者死於凌晨 3~4 點的原因。

多喝水，讓肺保持濕潤

中醫認為，「肺喜潤而惡燥」。氧氣和二氧化碳要先溶於水，才能穿過肺泡和毛細血管間的交換膜，進入血液和肺泡。因此，養肺要積極補充水分，讓肺保持濕潤。

一般來說，每天喝 6 杯水就足夠了。其中，早上起來喝 1 杯水十分重要。這是因為，一夜的睡眠消耗了很多的水分，人體已經處於缺水狀態。這時候喝水，不但能滋潤肺部，還能潤腸通便，對身體十分有益。

多做有氧運動

人體動起來了，氣血運行就會順暢。運動還會調整呼吸，能增強肺的功能。步行是最簡便、安全的運動，但不是所有的步行都能增強肺的功能，我們吃完飯出去散步就比較沒有效果。步行的時候最好比平常散步快一些，時間也要長一些，以半小時以上、背部慢慢出汗為宜。體質較弱的人可以逐步調整自己的節奏，不能急於一時。體質較好的人可以堅持慢跑，每天半小時左右即可。

做些日常保養小動作

如果實在躺不住的話，可以做些小動作，比如乾梳頭、揉揉耳輪、按摩肚臍、摸搓腳心等，這些小動作都是日常養生的好方法，蘊含著按摩養生的奧妙，經常按揉，對身體大有裨益。尤其是早上很早就起，完全睡不著的老年人，睡不著的時候就按一按、揉一揉。

乾梳頭

雙手掌心與臉相對，五指張開，手指第一、二關節微彎曲。雙手由前額髮際開始慢慢向後梳頭，將雙手想像成一把梳子，慢慢梳理至後腦勺，重複此動作 3~5 次即可。乾梳頭能按摩頭部經絡和穴位，有助於排肺毒。

按摩肚臍

用手掌心的勞宮穴對準肚臍，先順時針再逆時針按揉。按摩肚臍能夠健脾和胃。

揉耳輪

耳輪是耳朵最外面向前捲曲的部分，用雙手指輕揉左右耳輪至發熱。工作疲勞時揉一揉耳輪，能夠使人神清氣爽、精神振奮。

摸搓腳心

除拇指外，四指併攏，用指腹從腳跟向腳尖摸搓腳心部位。摸搓腳心能夠活血通筋，頤養五臟六腑。

05:00 ─ 07:00 大腸排毒
排便通暢不長斑

由於工作的原因，不少人都是在 7 點左右起床。因為著急去上班，這段時間可謂爭分奪秒，匆匆忙忙就出門了。可是因為這樣，不少人錯過了這極好的排毒時機。

卯時最應該做的事：排便

很多人都因為便祕感到苦惱，尤其是蹲在洗手間出不來，廁所異味，腳還容易發麻……總括來說，就是苦不堪言。卯時是大腸值班，如果在這段時間內排便就會很順利。

《素問·靈蘭祕典論》中說：「大腸者，傳導之官，變化出焉。」意思是說，大腸的主要功能就是傳導，將糟粕化為糞便。這和現代的西醫理論十分相似，都是將廢物排出體外。

現代醫學認為，食物進入人體以後在消化系統中的流通週期是 24 小時左右。食物經過消化吸收沉積下來的糟粕就儲存在大腸內，然後排出。在這24 小時內，食物殘渣不斷堆積在大腸內。到了第二天，急需排出體外。而人的身體在卯時開始逐漸甦醒過來，尤其是大腸，最需要在這時候排除毒素。如果這個時候不進行排便，這些東西在大腸內繼續堆積，就會影響身體健康，因此養成定時排便的習慣有助於預防便祕。

很多人便祕的時候就開始吃藥了，尤其是一些減肥茶，都宣稱產品有清除宿便的功效。實際上，便祕不等同於宿便。便祕是一種常見症狀，而宿便是一種營銷概念。雖然減肥茶中都含有中藥成分，如蘆薈、決明子、番瀉葉等，但它們都是對腸道有刺激的藥物。一是缺少醫生的指導，還不夠安全；二是無法做到因人而異，對症治療，容易導致習慣性腹瀉，即使不怎麼吃東西也會壞肚子。

因此，如果出現便祕症狀，最好的做法應該是先去醫院檢查，了解病因，然後再深入治療。自己在家的時候可以根據病情，製作相應的蔬果汁、

湯羹等，透過調節飲食逐步緩解便祕症狀。

有助於大腸排毒的生活小習慣

每天堅持按時排便，形成生理時鐘是最好的大腸排毒法。但是，生理時鐘的養成需要時間，不是一蹴而就的。我們需要先培養一種習慣，才能適應這種改變。

早起後空腹喝水

相信不少人都聽說早上起床後喝一杯涼水的神奇之處了。喝一杯涼水能刺激腸胃蠕動，促進排便。不過，這真的是對的嗎？

起床後喝一杯水，的確有促進排便的作用（蜂蜜水或淡鹽水也能夠緩解便祕）。但是，一杯涼水帶給腸道的不僅僅是促進排便，也有可能是很大的傷害。

現代人的飲食越來越沒有節制，所以腸道受損情況十分普遍。很多人別說喝涼水了，就是喝溫水都能壞肚子，痛苦不堪。

對於這些人來說，早起喝一杯涼水弊大於利。不妨將涼水換成溫熱的水，對腸道少些刺激，多些保護。而且，喝水的時候，最好是大口大口地喝，小口只能解渴潤喉，達不到促進排便的效果。

自我情緒調整

研究發現，久坐不動的人最容易便祕，比如司機、行政人員等，一些孕婦和產婦也是便祕發生率高的人群。除了控制飲食之外，還有一點很重要，就是自我情緒調整。

很多便祕的人總是想，已經兩天了，我怎麼還沒去洗手間呢？殊不知，這種焦慮的心情容易導致上火，反而會加重便祕的症狀，形成惡性循環，越著急，越是沒有便意。

另外一種情況是，一部分人已經適應了便祕，於是拿著手機，一會兒玩遊戲，一會兒刷臉書。蹲在馬桶上，一蹲就是半小時。半小時之後，沒什麼感覺，開始著急了。可是，經常性的注意力不集中，已經導致排便肌肉的控制能力下降。再怎麼用力，肌肉也緊張不起來，無法順利排便。

07:00 — 09:00

胃排毒
要想養生先養胃

人們形容少年像剛升起的太陽，象徵著生命的朝氣蓬勃。在一天之中，辰時就代表著這種朝氣。太陽出來後，天地間一片生機。

辰時最應該做的事：吃好早餐

想要減肥的人總是不吃早餐，理由就是吃了容易胖。其實，人的脾胃運化能力和個人體質有關。一般來說，辰時是脾胃運化最好的時候，也就是消化能力最強的時候。中醫認為，辰時陽氣較盛，所以脾胃的運化功能較強。這時候吃一點早餐怎麼會說胖就胖呢？

而且，如果該吃早餐的時候不吃，讓肚子空著，等一兩小時後，胃就開始抗議了：胃會過多地分泌胃酸，長此以往，容易引起胃病。我國生胃病的人，有相當一部分是學生。這和他們升學壓力大、愛挑食有關係，家長們需多注意。

減肥的人通常會減少主食的攝入量，尤其是午餐和晚餐。有些人為了迅速減肥，連早餐都不吃。這種做法是要絕對禁止的。

首先，不吃早餐會讓胃受到傷害，如胃痛、胃酸等。加上沒有能量供應，還會出現頭昏、無力、心慌、出汗等症狀，時間長了，還容易引發低血糖。

其次，不吃早餐對學習和工作都有很大的影響。人體出現疲勞、倦怠、精神不集中的症狀時，自然沒有精力進入狀態，進行學習和工作。

此外，不吃早餐會讓人體對午餐和晚餐的需求加大。空腹的時間變長，每餐的飯量也就會增多

牛奶是早餐的主角，配上麵包、饅頭食用才能吸收全面營養。

了，從而使胃的消化吸收功能增強，吃進去的食物就會被完全吸收。這樣計算下來，靠不吃早餐來減肥不但沒有效果，還會適得其反。因此適當吃早餐，合理控制午餐和晚餐才是正確的做法。

怎麼吃早餐最健康？俗話說「早吃飽，午吃好，晚吃少」，老祖宗的話都是有一定道理的。早上要吃飽，只有這樣，人才有足夠的精力完成一上午的工作或學習任務。雖然都要吃飽，但不同人群的側重點有所不同。

兒童處於生長發育的重要階段，尤其是長高、學知識、換牙齒，要注意補充鈣和蛋白質，如牛奶、豆漿、果汁和雞蛋、全麥麵包、素包子等，少吃甜食。

青少年則需要更多的鈣來幫助身體發育，同時需要增加更多的維生素，提高水果和蔬菜的比重，控制食物中熱量和脂肪的攝入，以免造成體重增長過快。

處於上有老、下有小階段的中年人身上肩負重擔，除了要保持合理飲食外，別吃太快，以免損傷脾胃。早餐不要喝冰的東西，不喝過燙的咖啡，從早餐就開始養胃，讓胃健康到老。

老年人消化能力弱，早上以喝粥為主，既能開胃，又能養胃。搭配素包子和幾個小菜，就是不錯的早餐。

早餐要營養搭配，以穀物為主，適當吃一點水果和蔬菜。

早上陽氣升發，喝杯薑茶有助健脾溫胃。

有助於胃排毒的生活小習慣

我們的胃總是處於工作狀態，休息時間是十分有限的。而胃病是三分治、七分養，大部分的努力還是靠我們自己。和胃有關的多數都是吃，只要管住嘴，養胃的工作就做好了一半。

早上吃薑

古人有「早上吃薑，勝過吃參湯；晚上吃薑，等於吃砒霜」的說法。意思是說早上的時候身體的陽氣有待升發，吃點生薑可以健脾溫胃，為一天的消化吸收做好準備。而根據現代醫學，生薑中含有揮發性物質，能加快血液循環、興奮神經，使全身變得溫暖。

晚上陽氣收斂、陰氣外盛，多吃清熱、下氣消食的食物有利於夜間休息。而薑的辛溫發散作用會影響人們夜間休息，且產生內熱，出現上火的症狀。

現在的飯桌、酒桌很多，在外應酬時難免要大吃大喝。但人的胃能力有限，加上大量脂肪、熱量的堆積，會對脾胃造成極大的傷害。消化不好的人還會因為胃部滯脹而難以入睡，所以晚上最好少吃，應以鬆軟、好吸收、清熱、消食者為主。

細嚼慢嚥

小孩子吃飯的時候，大人都告訴他要細嚼慢嚥，但大人自己總是做不到。尤其是上班之前沒時間吃早餐，匆匆應付了事；下班之後特別餓，回到家就狼吞虎嚥。

在短時間內大量、快速進食，會給胃帶來很大的負擔。胃的消化能力有限，食物不能與胃液充分混合，不容易吸收。而細嚼慢嚥會讓食物與胃液充分混合，大大提高營養吸收率。所以，吃飯的時候最好慢一點，再慢一點。做不到的人可以學習一下沒牙的老太太，雖然她們的牙口不好，但能堅持喝粥、細嚼慢嚥，對營養吸收十分有益。

飯吃七分飽

近年的科學實驗證明，無論是單細胞生物還是哺乳動物，如果將正常飲食減少30%~40%，則壽命能延長30%~60%。目前國民的平均壽命已超過70歲，如果在營養均衡的基礎上只吃七分飽，完全可以長命百歲。

過餓或過飽，對人體健康都是不利的，只有恰到好處才能使脾胃消化、吸收的功能正常，身體得到滋養。這個恰到好處就是七分飽，那七分飽是怎樣的感覺呢？

我們先回想一下十分飽是什麼感覺：什麼都吃不下去了，連水都不能喝了。九分飽大約是勉強能再吃兩口，但每一口都感覺很痛苦；八分飽大約是胃裡已經滿了，還能吃幾口，沒有痛苦的感受；七分飽大約是胃裡沒有滿，但不是很想吃了，如果這時候停下筷子，下一頓吃飯之前不會覺得餓。所以七分飽的感覺比較微妙，需要細細體會。

09:00-11:00 脾排毒 輕鬆甩掉小肚腩

　　每天上午的 9 點到 11 點，是十二時辰中的巳時。這裡的「巳」字是起來的意思，傳統文化中巳時的到來，意味著自然界中的萬物盛長而起。人的身體也像自然界中的萬物一樣，處於蓬勃向上的狀態。

巳時最應該做的事：適當運動

　　現在的人整天坐在辦公室裡，一坐就是一天，全身肌肉都是鬆弛的，尤其是肚腩，十分綿軟。這時候，就需要幫助脾排毒，適當動一動了。

　　這是為什麼呢？脾居於人體的中央，它透過胃受納腐熟水穀，隨後將運化而成的氣血、津液，上傳於心肺、輸布全身，將糟粕下行於腸和膀胱，排出體外，就像一個來來往往、四通八達的驛站，所以在十二經脈中脾經，與十二時辰中巳時相配，巳時為脾經當令。

　　我們從中可以看出，脾經當令的巳時有兩大特點。一方面，此時是純陽之時，五行中火能生土，脾只有得到陽氣的蒸騰，才能運化水穀、化生氣血；另一方面，五臟中脾居中焦，脾需依賴於肝氣的疏洩，氣血方可進進出出、通達全身。

　　古人造「脾」字時，為什麼要在月字旁加上一個卑呢？它是在告訴你，脾就像一個卑微的丫鬟、僕人，整天忙忙碌碌地在迎送、服務來自四面八方的賓客。所以取一日之中的巳時健脾的意義在於：第一脾要溫，它厭濕喜燥，養生保健時當以火生土，以氣助運；第二脾要動，人體中無論是食物聚集、水濕停滯，還是肝氣鬱積、脾運不動均是病。脾的功能正常，則肌肉發達豐滿，壯實有力。若脾胃失調，就會出現肌肉鬆弛、四肢無力、食慾下降等症狀。現在的小孩子經常被家長監督著長時間學習，活動的機會較少，就會出現虛胖，有的小孩身體越來越差，這都和脾有關。

有助於脾排毒的生活小習慣

在日常生活中，我們只要稍稍改變自己，就能發現很大的收穫。如改善行走姿勢，每天抬頭、挺胸、收腹，這樣做的話，腰腹的脂肪消耗加快，身體也會顯得挺拔。

吃完飯站一會兒

我們吃飯的時候是坐著的，可是吃完飯就不要坐著了。很多人吃完飯最喜歡坐著，然後和朋友聊天，脂肪逐漸堆積。日積月累，女性最討厭的小肚腩便出現了。

飯後 30 分鐘內如果保持不動的狀態，最容易形成腹部脂肪。所以，吃完飯後不要立即坐下或睡覺，最好能保持站立的形式，如出去散步、收拾屋子、整理辦公用品、澆花、給魚缸換水……，這些日常生活中最常見的小事，往往是解救小肚腩的最大助力。

貼牆半小時

如果吃完飯沒什麼事做，那就利用時間，好好瘦一下。吃完飯後，背對著牆，緊貼在牆上。盡量讓後腦勺、肩膀、臀部、小腿肚、腳跟都貼著牆，有意識地深深呼氣，收緊腹部，然後放慢呼吸的節奏，保持均勻、穩定的狀態。

貼牆直立的時候，最好穿平底鞋或運動鞋，千萬別穿高跟鞋，以免跌倒。剛開始的時候，可以試著直立 5 分鐘，根據自己的身體狀況慢慢延長即可。

飯後散步

我們知道，飯後散步有助於消化，但不少人走著走著，反而覺得胃裡更不舒服了。這是為什麼呢？孫思邈在《千金翼方》中說：「平日點心飯後，出門庭行五六十步，中食後，行一二百步，緩緩行，勿令氣急。」意思是說，飯後散步要慢走，走一兩百步後需要適當休息，不能走得太快。

11:00–13:00 心排毒 失眠多夢催人老

午時指的是我們平常所說的中午時分，也就是每天的 11 點到 13 點之間，所以又被稱為「日中」。這時候太陽高懸於人的頭頂之上，直射於下光芒萬丈，投向地面的陰影最短，因此它被中醫認定為一天當中陽氣最為充盛之時。

中醫理論若究其本質而言，它的核心其實就是陰陽二字，而陰陽分布於時辰之中兩個最重要的節點，就是子時和午時。因為子時和午時，在自然界天地之中是陰和陽的轉折點。尤其是午時，還是人體十二經脈中心經的當令之時，所以在十二時辰中最適合養心的，就是每天的中午時分。

午時最應該做的事：讓心臟「休息」半小時

午時養生最主要的兩件事就是吃午飯，睡午覺。正確的順序是先睡午覺再吃午飯。有些人恐怕要說了：「我一直都是吃完午飯再睡午覺的啊！」雖然這是我們長久以來形成的習慣，但其實是不正確的。從早上起床開始，陽氣一直處於上升階段，但是午時開始時，陽氣到達頂峰轉為往下走，此時，陰氣初生，陰陽相交。這時是最佳的休息時間，所以最適宜午睡，而不是吃午飯。而且，吃完午飯就睡覺也是不科學的。因為吃完飯，胃裡的食物正需要消化呢！但睡眠會影響消化，進而胃病、肥胖症就找上門了。

研究表明，午覺是效率最高的一種睡眠。人體除夜晚外，白天也需要睡眠。白天的睡眠需求往往被工作、學習所掩蓋，或者是被咖啡、酒等具有神經興奮作用的飲料所消除。所以，這些人白天並沒有十分強烈的感覺。然而，學習或生活任務完成後，會導致生活節奏突然慢下來、不再喝咖啡或酒時，人就會覺得異常疲憊。

相比於體力勞動者，腦力勞動者對午覺可能有更深入的體會。午睡後，工作效率會大大提高。有資料證明，在一些有午休習慣的國家和地區，其冠

心病的發病率要比不午睡的國家低得多，這與午休能使心血管系統舒緩，並使人體緊張度降低有關。所以，有人把午休比喻為最佳的「健康充電」，是有充分的道理的。

按照西醫的理論，人們在入睡 80 分鐘後，由淺睡眠進入深睡眠。在深睡眠階段中，大腦各中樞的抑制過程明顯加強，腦組織中許多毛細血管網暫時關閉，腦血流量減少，身體的新陳代謝水平明顯降低。

如果人們在深睡眠階段突然醒來，會造成大腦出現供血不足，導致身體感覺非常難受，而這種不適感覺大約要持續 30 分鐘左右才會逐漸消失。

因此，午睡時間不是越長越好，最好是在 1 小時以內，這樣既能有效消除疲勞，又不至於睡得過沉而不易醒來。午休時盡量選擇躺臥，趴在桌子上睡覺容易壓迫胸部。

如果睡不著也沒關係，閉眼睛瞇一會兒，對身體也是非常有好處的。古人說，寧靜而致遠。午睡的時候，心歸於沉靜，其實也是一種養神的好方法。很多失眠都與心火過旺有關，每天堅持午睡，心火慢慢就會降下來。

有助於心排毒的生活小習慣

由於中午的時間多半用來吃飯和休息，因此，記住幾個簡單的小習慣，可以縮短排毒所需的時間，讓人精力更充沛。

心靜自然涼

「心靜自然涼」中的「靜」字有清靜安寧的意思，引申為心無雜念、安閒清淨，體現出「恬淡虛無，真氣從之」的境界。人們應做到內無所憂，外無所擾。保持這種狀態時，氣血才能達到陰陽平衡。

夏天是萬物繁盛的季節，氣溫升高，人的心火也隨著氣溫慢慢上「升」。此時人們應該適應夏天晝長夜短的自然規律，晚睡早起，心態平和，使氣血順暢。如果違背了夏天的養心之道，到了秋冬的時候，心的損傷就會體現出來，發生疾病。

大笑有益心臟健康

早期研究表明，壓力及其他負面情緒會導致血管收縮，降低血流量。而近期的一項研究研究了相反的情況，即積極情緒是否會擴張血管。研究發現，觀看喜劇片時，參試者血管擴張，而觀看壓抑的影片時，參試者血管收縮。為了保證血流量的暢通，生活中要多笑笑，把事情看得淡一些。

適當緩解壓力

除了先天性心臟病以外，心臟病發作都與不好的生活習慣有關，近年來越來越多的過勞死事件都印證了這個事實。超負荷工作、熬夜、長時間加班都會讓人的身體處於崩潰邊緣。

過度勞累、長期的精神緊張，使得人體的中樞神經調節受影響，引發心臟的負荷加重。而有意識地緩解壓力，在工作問題上多溝通，經常自我暗示身體健康才能更好地工作。

常散步、遊玩，放鬆心情

人們時常說，山裡的水甜，空氣也好，特別養人。環境對人體的影響不僅表現在水和空氣這些必備的生存條件上，更表現在對人精神上的影響。

道家講究無為，佛家參禪打坐，都是讓人心神清淨的好方法。生活在嘈雜、污染嚴重、節奏快的都市中，難免會心浮氣躁。多去環境幽靜的郊區或景區散步、遊玩，在呼吸新鮮空氣的同時，把肩上的重擔放下，人的心理壓力就會大大減輕。

嘗試做一些瑜伽動作，調整呼吸，有助於排心毒。

多做深呼吸

深呼吸可以增加肺的通氣和換氣量，提高血氧飽和度，促進全身各器官、各系統充分發揮功能。另外，還可以促進肺部血液循環，有利於肺內代謝產物順利排出。在空氣新鮮的戶外，有意識地多做深呼吸對身體十分有益。

此外，精神緊張的人多做深呼吸還能刺激肺泡牽張器，引起副交感神經興奮，從而能放鬆身體，緩解緊張情緒。

按揉中指指尖

每天午時，可以按揉中指指尖 3 分鐘，力度不要太大，以微痛可忍受為度。中指指尖的位置上有中衝穴，是手厥陰心包經的井穴，具有蘇厥開竅、清心洩熱的功效，為常用穴之一。經常按揉中指指尖，對心慌、氣短、胸悶不舒有很好的調養作用。

常按中指指尖能緩解心慌、氣短等症。

13:00 - 15:00 小腸排毒 看好健康晴雨表

對於大部分的人來說，下午 1 點到 3 點是最困的時候，根本沒辦法集中注意力工作。其實，這段時間很重要，人的很多身體健康情況能從這段時間直接地反映出來。

未時最應該做的事：吃完午餐

看到這裡，相信不少人開始疑惑了：午時不是剛吃過午餐嗎？怎麼未時還要吃午餐呢？別急，仔細看一下，午時是先休息，再吃午餐。未時是吃完午餐，準確地說，是在下午 1 點之前吃完午餐。

小腸在體內位於腹中，上接幽門，中連胃部，下接闌門，與大腸相通，是一個較長的管狀器官。小腸與心借助經脈相互連結，互為表裡。《素問·靈蘭祕典論》說：「小腸者，受盛之官，化物出焉。」這說明小腸是體內食物消化吸收的主要場所。小腸能分清濁，即把精華送入脾，形成水穀精微，有利於人體吸收；把水液送入膀胱，形成小便；把糟粕送入大腸，形成大便。可以說，小腸就是一個工作認真的營養師，把人一天所需的營養進行分類、整理和歸納，然後將食物中的糟粕排出體外。

一旦小腸出現問題，那麼身體就會出現腹痛、腹脹、腹瀉、便溏等症狀。因此，要想保證食物較好地消化吸收，就要保養小腸。

從吃午餐開始，經過牙齒的咀嚼和胃部的初步消化，需要一定的時間。如果要在小腸開始工作時吸收營養，就要在下午 1 點之前吃完午餐。所以，將午餐時間定在 12 點半，更有利於營養的吸收。

有助於小腸排毒的生活小習慣

中醫認為「過午不食」，這段時間盡量避免再進食，讓小腸充分吸收營養。此外，患有心臟病的人要額外注意，午後的這段時間常有胸悶、心慌的

症狀，這是因為心與小腸互為表裡，小腸工作的時候就會影響心的功能。

喝水也有竅門

前面講喝水要大口大口地喝，這樣有助於排便。這裡再說另外一條。一些人不愛喝水，即使口乾舌燥也不願意喝。這怎麼辦呢？在水裡加點「料」。綠茶、蜂蜜、鹽、醋都能放進水裡，而且有助於排便。每個人口味不一樣，只要找到自己的口味就能把平淡無味的白開水變成自己愛喝的飲料，何樂而不為？

順時針按揉腹部

唐代名醫孫思邈認為「腹宜常摩，可祛百病」。常揉腹部能促進胃腸蠕動、強健脾胃，對治療便祕很有好處。

按揉時兩掌重疊，將手心扣在肚臍上，稍微用力，沿順時針方向按揉。注意力度不要太大，只要感覺有些壓力就行。一旦有便意，就馬上去洗手間。冬天的時候有些人手比較涼，最好將雙手搓熱後再揉，以免手上涼氣刺激到腸道，引起腹瀉。

順時針按揉腹部是順著小腸運動的方向，有利於緩解便祕症狀。

15:00 – 17:00 膀胱排毒 通道暢通毒不生

　　膀胱在臟腑中，居最下處，是人體最重要的排毒通道，並與腎相表裡。當膀胱出現問題時，一定要引起重視，因為這些問題多半是和腎有關。

申時最應該做的事：及時小便

　　水液透過肺、脾、腎三臟的作用布及全身，發揮著濡養身體的作用。被人體利用之後的津液經過腎的氣化作用升清降濁，清者回流體內，繼續濡養身體，濁者則被送於膀胱，變成尿液。膀胱是人體水液匯聚之所，所以被稱為「津液之腑」、「州都之官」。

　　膀胱的貯尿和排尿功能，全賴於腎的固攝和氣化功能。如果腎氣的固攝和氣化功能失常，則膀胱的氣化失司，開合失權，就會出現頻尿、尿急、遺尿、小便不禁等症狀。所以，膀胱的病變多與腎有關。

　　很多人都有憋尿的習慣，雖然這不是人們自願的。最常見的就是外出時的公廁氣味不佳或排隊太久，人們就會選擇憋著。還有一些學生，上課時間不好意思去洗手間，下課時間大家蜂擁而入，洗手間被圍得水洩不通。著急上班的上班族也是憋尿的主要人群，尤其是早上上班爭分奪秒，這時候不走就會錯過公車，諸如此類，都是要憋著。

　　憋尿會使膀胱的開合出現故障，長期下去就會引發腎的病變。如果尿液中的有毒物質不能及時排出體外，容易誘發膀胱癌。研究表明，有憋尿習慣的人患有膀胱癌的可能性要比普通人高出 3~5 倍。因此，我們應養成及時排尿的習慣。

有助於膀胱排毒的生活小習慣

　　在申時這個時段，氣血運行到腦部，是大腦記憶力最好的時候。但事實往往相反，此時的人們總是被煩悶、倦怠、口乾所折磨，這是因為膀胱已經

出現了問題。

小便時咬緊牙根

膀胱與腎相表裡，膀胱最活躍最旺盛的申時千萬不要憋尿。而且，小便的時候最好不要說話，應該咬緊牙根。五臟之中腎主骨，腎好的人就不會腰膝痠軟、渾身無力。牙齒也是骨骼，還是人體中最堅固的骨骼。小便的時候咬緊牙關就能收斂腎氣，不讓腎氣外洩。

同時，不能用力小便，否則容易耗損腎氣。正確的小便方法是咬緊牙根，自然便出。如果不能便出就是腎的問題，要去醫院仔細診治。

按摩小腹

小便不順暢或者頻尿、尿急、尿痛的人可以嘗試按摩小腹，有很好的效果。具體方法是：兩手重疊，用手心順時針按摩小腹 20 次，再逆時針按摩 20 次，最後用掌根從小腹中央向下推按至恥骨聯合上緣。這樣按摩有清濕熱、利膀胱的功效，每天 3 分鐘左右即可。

運動時出汗又出聲

很多老年人都喜歡晨練，一是睡不著，二是早上空氣清新。其實，下午 3 點到 5 點才是一天之中最適宜鍛鍊身體的時間。

古人曾說「申時，動而汗出，喊叫為樂」，意思就是申時運動要讓身體出汗，還要帶點兒聲音。舉個簡單的例子，運動的時候出汗會讓人覺得舒服，而天氣悶熱時出的汗讓人覺得厭煩。這既包含了心理差異，也包含了實際效果的差異。

有研究表明，運動出汗能加快人體的體液循環和代謝過程，將體內堆積的乳酸、尿素、氨等毒素排出，所以讓人覺得舒服。不過，運動出汗要適度，尤其是中老年人、慢性病患者和體質比較弱的人。比較合適的運動如太極拳、八段錦等，稍微出汗即可。

至於「喊叫為樂」，則是倡導運動的時候要出聲。一方面，出聲可以使清氣上升、濁氣下降，促進血液運行。另一方面，出聲能把心裡的愉悅、悶氣都抒發出來。愉悅的心情可以相互感染，非常適合搭伴運動的人，抑鬱的心情可以因此得到宣洩，心裡的不舒服感覺就會減輕。所以運動的時候可以

喊喊口號、哼著流行歌曲，對身體有益。

多喝水

睡前喝一點水。熱衷美容的人都知道，睡前喝水會導致水腫，尤其是眼睛。但這個說得不夠全面，是睡前大量喝水會導致水腫。而且喝水太多容易起夜，對膀胱排毒也是有危害的，因為很多人都是天亮才去洗手間。但是，喝一兩口水是沒有問題的，而且能補充體內水分。老年人臨睡前喝點水，可以降低血液黏稠度，從而降低腦血栓的風險。尤其是秋天空氣比較乾燥，喝點水能滋潤呼吸道，幫助入睡。

運動後慢慢喝水。因為運動的關係，身體內流失了很多水分。很多人在打球、慢跑之後都能喝一瓶水，而且喝的速度很快。其實，這樣容易造成水中毒，對身體的危害很大。而且，一次性大量喝水，對膀胱的壓力也很大。運動之後，喝水速度要慢，先喝一兩口解渴，感覺心跳平穩之後，可以多喝一些。這樣做不但有利於補充水分，對膀胱、心臟都有好處。

善用「不求人」

不求人就是「抓癢棒」。老年人的身體不夠靈活，也搆不著後背的位置，使用不求人，就能夠到背部的任意位置。可以說，不求人是老年人的好幫手。不過，經常用不求人可能會對皮膚造成損害，尤其是破皮、潰瘍等，建議不要過多使用。

而這裡要講的，是不求人的妙用。背部是膀胱經的循行路線，經常敲打、按揉有利於促進膀胱經氣血的流通，對精神不集中、疲勞、犯睏等症狀都有很好的療效。在搆不著背部或者不方便的情況下，隔著衣服，用不求人輕輕敲打背部是很簡便的家庭養生法。還有一種不求人是頂部帶球的，中間用彈簧連接，比較有彈性，更適合用來敲打背部。

用不求人敲打背部的時間並不固定，但在申時敲打能迅速緩解疲勞、提神醒腦。敲打的次數也不固定，只要身體感覺舒服就可以隨時敲打一下，力度不要過大即可。

常用不求人敲打背部能促進膀胱經氣血流通。

17:00 腎排毒
19:00 適時減輕腎負擔

《景岳全書》中有這樣一段話,「善養生者必寶其精,精盈乃氣盛,氣盛則神全,神全則身健」。而五臟中藏精者唯有腎,腎氣足、百病除,腎氣虛、百病欺。酉時是人們保養腎的最佳時間,千萬不能錯過。

酉時最應該做的事:喝水

每天下午 5 到 7 點,是十二時辰中的酉時,又稱日落、日沉。酉,是指萬物到了此時都會收斂。在天干地支中,酉位於正西方,五行中屬金。太陽清晨從東方升起,傍晚從西方落下。

按照十二時辰與十二經脈的相配規律,這時候人體的氣血就如同在外奔忙勞累了一天的人,回家休養生息。申時與膀胱經相配,膀胱為腑主通主瀉;酉時與腎經相合,腎為臟主收主藏。所以到了酉時,人應減少工作,才能將一天吸收運化所得的氣血精華儲存起來,封藏於腎以備明日之用。

現在不少人的養生觀念,只關注於「補」,卻忘記了「守」,這是不對的。如果只是一味地進補,卻毫不珍惜已有的精氣,揮霍無度,即使你補得再多,那也是一個無底洞。就拿腎中所藏之精來說,其來源有二:一是來自於父母的先天之氣,它隨著年月的流逝會越來越少;二是來自於脾胃由水穀精微化生的後天之氣,即便它可源源而來,但也得脾胃運化正常、腎氣收藏才行。因而人的身體除了補之外,還需要守,需要藏。

在下午 5 點前喝水,可以清理膀胱,因為那時是身體的排泄高峰。到了 5 點後,如果能再補充一杯水,則可以完全清除膀胱裡殘餘的垃圾,並且能減少尿液中的垃圾在腎臟的沉積,進而能夠達到同時清理腎臟和膀胱的雙重功效,全面保護我們的身體。

有助於腎排毒的生活小習慣

腎作為人的先天之本、陰陽之本，它直接維繫著體內的陰陽平衡，因而人體養生保健的關鍵就是「固腎保精」，但補腎氣，並不一定要服用鹿茸、冬蟲夏草、龜板、鱉甲，大補、猛補。辨以虛實、給予補瀉，注重腎陰腎陽的平衡與協調才是上策。

多踩鵝卵石小道

足跟為少陰腎經起源之地，人若想要身體健康、延年益壽，養腎、護腎就要從「動足」開始做起。此時就應多外出運動，如在鋪設著鵝卵石的健身小道上、公園的草地中，行走邁步以激發體內的腎氣。因為在人體的十二經脈中，有六條在腳部交匯，所以腳部保健穴

光腳走鵝卵石小路能刺激腳底穴位，但女性、老人和兒童最好穿著棉襪或鞋子。

位眾多，僅腳踝以下便有 33 個經穴，特別是主管人體生長發育的足少陰腎經，就起始於腳底湧泉穴處，所以多運動、多行走，多增加對腳部的刺激，會有一定的保健養生、防病健身作用。

晃動腰身

很多人說「腰好腎就好」，這是有一定道理的。自然端坐於沙發、凳椅或床邊，雙手叉腰，呼吸自然，緩慢向左晃動腰身 36 次，再向右晃動 36 次，晃動時畫圈，頭部亦隨之而緩慢晃動，一般早晚各練一次。此法對老年朋友頻尿、尿滴瀝不暢等症狀有明顯的改觀。

按摩腰眼

中醫理論認為，寒與腎相應，最易耗傷腎的陽氣。很多人一到冬天就手足發涼、容易感冒，和體內氣血不足有關。如果伴隨面色蒼白、精神萎靡、舌質淡等症狀，多半是腎陽虛。此時，經常按摩腰眼可以溫煦腎陽、暢達氣血。

腰眼通常就是指【腎俞穴】，常按摩可發揮增強腎功能的作用。

　　腰眼在帶脈（即圍繞腰部的經脈）中間，當第 4 腰椎棘突下，旁開約
3.5 吋凹陷中。向內做環形旋轉按摩，逐漸用力，直到有酸脹的感覺，持續
按摩 10 分鐘左右，早、中、晚各一次。如果不會找穴，可以試著在背部扎
腰帶的位置來回按摩。或者雙手叉腰，拇指在前，小指對應的位置差不多就
是腰眼。

雙手握拳

　　這裡說的雙手握拳和我們無意識
地握拳差距不大，主要是握拳時稍稍
用力，要有把拇指牢牢握住的感覺。
這樣做能刺激位於無名指根部的少府
穴，對胸痛、心悸、手心發熱、皮膚
搔癢、小便不利、遺尿等症狀有很好
的改善作用。無論是在家還是上班，
隨時隨地都能握拳，可以說是最簡便
的養腎法。

雙手握拳可以固守精氣神，隨時隨地都能做。

吞津養腎

　　中醫認為，唾液是人體重要的津液之一。腎為水臟，主一身的津液。而
唾液是腎的精氣所化。一般來說，唾液正常的人身體比較健康。

　　日常的唾液不要隨意吐出口腔外，而要吞嚥下去。李時
珍指出：「人能終日不唾，則精氣常留，顏色不槁；若久
唾，則損精氣，成肺病，皮膚枯涸。」這句話是說，
珍惜唾液能養顏養精氣，而不珍惜唾液容易引起肺
病，皮膚也會乾燥。

　　這裡給大家介紹一個日常養腎的好方法。每天洗
漱後，用舌尖頂著上顎，直到唾液填滿口腔。然後攪
動舌頭，將唾液緩緩嚥下，可以養腎精、補肺氣。

吞津是以舌抵上顎部以聚集唾液，然後慢慢嚥下。

19:00 | 21:00 心包排毒 有效防治心臟病

「心包為心之外膜，附有脈絡，氣血通行之道。邪不能容，容之心傷。」心包就是心外面的薄膜，又是氣血的通道，主要的功能就是保護心臟。晚上7點到9點，就是心包排毒的時間，這段時間注意養生，就能發揮防治心臟病的效果。

戌時最應該做的事：娛樂

中醫認為，在戌時人體「陰氣正盛，陽氣將盡」。而心包經上的膻中穴主喜樂，所以，這時候進行一些娛樂活動十分合適。

這裡說的娛樂不僅是去 K 歌、跳舞，應該是所有讓你開心的娛樂方式。不同的人群可以選擇不同的娛樂方式。年輕人和朋友們出去唱歌、跳舞，也可以聚餐，但不要吃太多，以免不好消化還影響睡眠；戀愛男女可以坐在一起聊天，能化解日常生活中的小矛盾，有利於感情的穩定；中老年人可以外出散步、遛狗、適當運動，也可以靜坐、喝茶、讀書，因為此時的寧心安神效果很顯著，記憶力也處於高峰狀態。

需要注意的是，晚上讀書看報的人最好不要躺著看。大家都知道，躺著看對眼睛很不好，容易造成近視眼。如果晚上躺著讀書看報，危害更大。晚上的燈光很容易造成神經衰弱，尤其是那些看著看著就睡著的人，在燈光下睡著了，會使神經活動發生紊亂，久而久之，就會引起失眠、睡不熟等一系列症狀。

有助於心包排毒的生活小習慣

患有心臟病的人們需要關注心包排毒，但患者家屬更應該關注，尤其是老年心臟病患者的家屬。在平常的日子裡教父母一些保健、急救的小妙招，在父母不舒服的時候給他們按按揉揉，就是最大的孝心。

經常鼓掌

在人的手掌中，有很多經絡、穴位都和心有關，如位於中指指尖的中衝、透過小指側的心經、位於掌心凹陷處的勞宮。這些經絡、穴位都比較好找，很適合居家保健。如果想更簡單一點，就經常鼓掌，能刺激心經和心包經，讓人覺得心氣順。

握拳

握拳同樣具有保健功效。除了前面提到的讓人覺得心氣順以外，還能緩解緊張的情緒，非常考生。這樣做的目的主要是刺激中衝和勞宮，讓人心情平緩、愉悅。此外，容易暈車、中暑的人都可以按揉勞宮，效果很好。

拍胸口

心裡有悶氣、不痛快的時候，我們就會下意識地拍自己的胸口，感覺這樣就會消氣了。其實，胸口上有一個很重要的穴位，就是膻中穴，它是主喜樂的穴位。經常按揉膻中，會讓人覺得心情舒暢，看什麼都順眼。

掐大魚際

很多心臟病患者急救時吃速效救心丸、掐人中，效果因人而異。這裡再推薦一個方法，即用拇指指尖用力掐大魚際。大魚際是人體的「保命穴」，簡單來說，就是拇指根部下面隆起的這一部分，比較好找。日常保健中，可以使雙手大魚際相摩擦，力度適中，每天 5~10 分鐘即可。

【大魚際】手掌正面拇指根部，下至掌跟，伸開手掌時明顯突起的部位。

21:00 — 23:00 三焦排毒 一通百通病不生

三焦這個名字大家可能覺得有些陌生，其實，它和膽、胃、小腸、大腸、膀胱並稱六腑。亥時三焦當令，適時調理會對身體的保養有極大的意義，尤其是熱衷於美容養顏的人們，應該多予以關注。

亥時最應該做的事：入睡

現在不少年輕女性都知道，晚上 11 點之前睡覺最好，這段時間還被她們稱為「美容覺」。這是有一定科學依據的。

從時間上來看，亥時又稱「人定」、「定昏」，意思是到了晚上，需要休息了。而且，亥時對應的屬相是豬，豬最大的特點就是能睡。人也要按時休息，這樣才能順應自然規律，不違背養生之道。

從三焦的重要性上來看，亥時入睡很有必要。三焦是六腑之一，地位非同一般。中醫理論中，三焦是上、中、下三焦的合稱。上焦包括心、肺，中焦包括脾、胃、肝、膽等內臟，下焦包括腎、大腸、小腸、膀胱。總括來說，三焦主管著人體內的先天之精、水穀精微和氣血運行。及早入睡對三焦排毒很有幫助，不僅僅侷限於美容養顏。

為了提高睡眠質量，晚上 9 點後最好關閉電視機，然後聽一些輕柔、舒緩的音樂。

有些喜歡晚睡的人最好把自己的習慣改一改，尤其是想要減肥的人。人體吸收食物具有週期性，隔一段時間就會有飢餓感。越晚睡的人越容易餓，如果晚上入睡前吃東西，不但妨礙食物的消化和吸收，還會造成積食，對減肥有害無利。

而且，醫學上有「三焦積熱肥胖」，就是人們常說的「實胖」。這類人群想減肥比「虛胖」的人還要困難。因為食慾旺盛導致減肥困難的例子有很多。所以，從這個角度來看，早睡有利於減肥。

有助於三焦排毒的生活小習慣

雖然三焦比較「神祕」，但日常生活中還是有很多保養小竅門的。大家可以根據自己的喜好選擇其中一種，然後慢慢摸索，把養生變成習慣，疾病自然遠離。

按摩眉梢

喜歡研究經絡、穴位的人肯定知道，眉梢的凹陷處就是絲竹空，也叫巨髎、目髎，屬於手少陽三焦經。要是頭痛、發昏、眼睛痛、眼皮直跳，都可以按摩絲竹空。眼部周圍有黃褐斑、怕長魚尾紋的人，也應該按摩絲竹空。用化妝品的時候，我們都習慣拍一拍，讓營養滲透到裡面去，用這個手法拍打眉梢也算可行。

練習八段錦

為什麼要推薦八段錦呢？首先，八段錦肯定管用，它的歷史也比較悠久，是有傳承的。還有一個就是，八段錦每段一個動作，就像廣播體操一樣，比較好學。第一段就是兩手托天理三焦，重點就是「托」。不管是坐著還是站著，只要是托著就有效。這是因為，我們做出托這個動作時，陽池穴就會受到擠壓，有按摩的作用，對手腳冰涼的人來說，就是一劑良方。

伸懶腰

生活中，我們累了的時候就會情不自禁地伸懶腰。其實，這不是犯懶的表現，而是身體的自我調節。從中醫的角度講，這是調理三焦的方法之一。當人勞累或者受到外邪侵襲時，導致三焦的氣血運行受阻。這時，人體就會進行自我調節，透過打哈欠、伸懶腰等方式使氣血通暢，讓身體各個部位得到濡養，恢復正常。在伸懶腰時，兩臂上舉，胸腔擴張，心、肺、胃都能得到舒展，氣血自然通暢。

頭痛、發昏、眼睛痛時可以按摩眉梢凹陷處，即【絲竹空】。

第八章

芬芳茶飲
簡易排毒

在世界四大飲料中，酒、咖啡、可可在大量飲用後都會對身體造成損害，唯有茶能滿足人們不同的養生需求。無論是綠茶還是紅茶，都是古老的排毒食物。近年來流行的花草茶更是年輕女性的心頭好，不僅能養顏，更能帶來一份好心情。

養心茶：讓好氣色給美麗加分

　　我們接觸人的時候，多數是先看臉。在大街上回頭率高的，都是臉蛋漂亮的美女。但是大街上那麼多臉蛋漂亮的美女，什麼樣的美女最容易脫穎而出呢？那就是氣色好的，不僅要白，還要紅潤有光澤。這就需要好好養心了，從內到外，雙管齊下，養出魅力十足的好氣色。

玫瑰花茶

玫瑰花氣味芬芳，具有理氣化瘀、調經止痛的功效。常喝玫瑰花茶能促進體內氣血運行，幫助身體排出瘀毒，還能緩解女性月經時情緒低落、小腹疼痛等症狀。

食材

玫瑰 8 朵，冰糖適量。

做法

① 將玫瑰花和冰糖一起放入壺中，沖入 80℃ 左右的熱水（將開水在室溫條件下放置幾分鐘即可）。

② 加蓋，燜 5 分鐘後即能飲用。

養血安神
美容養顏

玫瑰參茶

現代女性大多都會有些虛弱，比如氣血雙虧，
不但面色暗黃，整個人都顯得沒精神。在玫瑰
花茶裡加些西洋參，能補氣養陰、清熱生津，
還能促進血液活動力。

食材

玫瑰 8 朵，西洋參 5~8 片，紅棗 3 顆。

做法

①紅棗洗淨，去核。

②將紅棗、玫瑰、西洋參一起放入壺中，沖
　入 80℃左右的熱水。

③加蓋燜 5 分鐘後即可飲用。

補氣養血
美容養顏

玫瑰烏梅茶

心情煩躁、容易生氣都是心需要排毒的信號。
這時，在玫瑰花茶裡加一些烏梅，不但能止渴
生津，讓心裡的火慢慢降下去，還有消脂減肥
的功效。

食材

玫瑰 5 朵，烏梅 3 顆。

做法

①將玫瑰、烏梅一起放入壺中，沖入 80℃左
　右的熱水。

②加蓋，燜 5 分鐘後即可飲用。

養心除煩
止渴調中

養心護肝
美容潤膚

玫瑰牛奶茶

擁有好氣色的同時，也要保持皮膚水潤。這道
玫瑰牛奶茶就是美容潤膚的首選，可以隨時飲
用，尤其適合睡前兩小時飲用，可幫助睡眠。

食材

玫瑰 6 朵，牛奶 1 杯，葡萄乾、枸杞各適量。

做法

① 將玫瑰花、葡萄乾、枸杞一起放入壺中，
　 用開水沖泡。
② 5 分鐘後，倒入牛奶，攪拌均勻即可。

降壓降脂
改善睡眠

洛神菊花茶

研究發現，食用洛神花（即玫瑰茄）能減少人
體內的膽固醇和三酸甘油酯，能有效防治心血
管疾病。此外，心緒不寧、失眠多夢的人也適
合喝洛神花茶。

食材

洛神花 8 朵，菊花 10 朵，冰糖適量。

做法

① 將洛神花、菊花、冰糖一起放入壺中，用
　 開水沖泡。
② 加蓋，燜 10 分鐘左右，攪拌均勻後即可
　 飲用。

洛神花茶

洛神花中含有大量的花青素，能有效消除體內的自由基，是很好的抗氧化食物。洛神花茶有很好的排毒養顏效果，是延緩衰老的佳品。

食材

洛神花 5 朵，蜂蜜適量。

做法

① 將洛神花放入鍋中，加適量水煮沸。

② 3 分鐘後關火，浸泡 5 分鐘左右。

③ 過濾茶渣後倒入杯中，加蜂蜜調味即可。

理氣健脾
延緩衰老

**養血滋陰
滋肝補腎**

枸杞桂圓茶

常熬夜者，時間一長，皮膚變得暗淡，還有明顯的黑眼圈。這時候心、肝都需要排毒，讓氣血運行恢復正常。常喝一些枸杞茶能滋陰養顏，改善熬夜帶來的種種症狀，還原靚麗皮膚。

食材

玫瑰 2 朵，桂圓 2~4 個，枸杞適量。

做法

①桂圓取肉，與枸杞一起放入杯中，用開水沖泡。

② 10 分鐘後放入玫瑰花，片刻後即可飲用。

**益氣補血
滋肝補腎**

枸杞紅棗茶

人心血不足的時候，就容易出現精神恍惚、健忘、失眠、多夢等症狀。只有把血補足了，人才會精神煥發。常吃枸杞、紅棗、紅豆等食物，堅持補血，精神自然會好起來。

食材

紅棗 5 顆，枸杞 10 顆，冰糖適量。

做法

①紅棗去核，和枸杞一起放入鍋中，加水煮沸。

② 5 分鐘後放入冰糖，煮至溶化即可。

五味子松仁茶

本品能夠潤五臟、補體虛，保護心臟機能。心虛、心悸、健忘、失眠都是心臟不好的表現，尤其是老年人。這時候最好保持心態平和，凡事往好處想，搭配一些養心的食物，如五味子，它能養五臟，安心神，是中老年人和心臟病患者的良藥。

止渴除煩
寧心安神

食材

五味子、松仁各適量，蜂蜜適量。

做法

①將五味子放入杯中，倒入開水。
②加蓋，燜 5 分鐘後，倒入松仁、蜂蜜，攪拌均勻即可。

五味子杜仲茶

杜仲的排毒功效在於清除體內垃圾，加強細胞物質代謝。而且杜仲的天然活性成分能預防皮膚老化，增強皮膚光澤，具有很好的抗衰老效果，和五味子搭配食用，抗衰老功效更顯著。

補中益氣
延緩衰老

食材

五味子、杜仲各適量。

做法

①將五味子、杜仲一起放入杯中，倒入開水。
②加蓋，燜 10 分鐘後飲用即可。

養肝補心
延緩衰老

紅棗養顏茶

俗話說「日食三棗，長生不老」。紅棗能抗衰老、延壽命，是排毒抗衰的最佳食物之一，它具有補虛益氣、養血安神的功效，對氣血不足、倦怠無力等症狀有很好的治療作用。

食材

紅棗 10 顆，紅茶、白糖各適量。

做法

①紅棗去核，和白糖一起倒入鍋中，加水煮沸。
②將紅茶用開水沖泡，加蓋燜 5 分鐘。
③將紅茶和紅棗湯混合，攪拌均勻即可。

補血養顏
生津除煩

紅棗葡萄乾茶

月經調理不好很容易患輕度貧血，出現臉色蒼白、無精打采、手腳冰涼等症狀。每天吃一小把葡萄乾，既當零食又當食療，補血的同時，幫助改善諸多美容問題。

食材

紅棗 5 顆，葡萄乾 15 粒，紅茶適量。

做法

①紅棗去核，和葡萄乾一起放入鍋中，加水煮沸。
②放入紅茶，再煮 3 分鐘即可。

護肝茶：明亮的眼睛會放電

　　滑手機、聊天、看網頁、看影片……，做這些事情的時候，最受傷的就是眼睛，它要面對的是高強度的工作。白天上班對著電腦，晚上回家看著電視，臨睡前還要再看手機等，所以是時候愛惜自己的眼睛了。

菊花茶

看電視、電腦、手機時間久了，就會覺得頭昏、眼睛痛，這是肝需要排毒的信號，要及時改正不良生活習慣，多吃清肝明目的食物。菊花能疏散風熱、消暑生津，常飲可潤喉、明目，對上班族護眼很有益。

食材
菊花 10 朵。

做法
①將菊花放入壺中，倒入開水。
②浸泡 3~5 分鐘後，即可飲用，

疏肝解郁
平肝明目

菊花決明子茶

菊花、枸杞都是排肝毒、護眼睛的食材,搭配食用,養肝明目的效果顯著。一些比較忙的上班族可以每天泡些枸杞水,簡單又省時間。

食材

菊花5朵,枸杞8粒,決明子適量。

做法

①將菊花、枸杞和決明子一起放入杯中,倒入開水。

②浸泡5分鐘後,即可飲用。

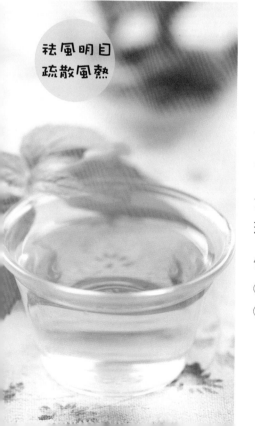

薄荷桑葉茶

食用薄荷葉能有效排除腸胃毒素,消腫除濕,能幫助排便、減肥。薄荷葉還有祛風明目、散熱止癢的功效,對頭痛暈眩、咽痛聲啞、皮膚搔癢等症狀有很好的治療效果。在家時可以將薄荷葉加水煎煮,然後倒入浴盆中,能有效預防濕疹、痱子的產生,讓皮膚感覺清清爽爽。

食材

薄荷葉3片,桑葉5~8片。

做法

①將桑葉放入砂鍋中,加水煮10分鐘左右。

②放入薄荷葉,再煮1分鐘即可。

薄荷苦瓜茶

苦瓜中含有的活性蛋白質能提高身體免疫力，有很好的抗病毒效果。而且苦瓜能加速體內毒素的排泄。天氣炎熱時，喝些薄荷葉苦瓜茶能提神醒腦、清熱解毒，降心火，排心毒。

食材

薄荷葉、苦瓜各 3 片，冰糖適量。

做法

①將薄荷葉、苦瓜片、冰糖一起放入杯中，倒入開水。

②加蓋，燜 5 分鐘後即可飲用。

金銀花茶

金銀花疏肝利膽、清熱解毒，有很好的排毒效果，對流感、牙周炎、扁桃體炎都有很好的殺菌消炎作用。流感多發季節可以多喝金銀花茶，提高自身免疫力，抵禦流感病毒侵襲。

食材

金銀花 15~20 朵。

做法

①將金銀花放入杯中，倒入開水。

②待水溫適宜後，即可飲用。

消暑祛濕
生津止渴

金銀花綠豆茶

綠豆的解毒、排毒效果是廣為人知的。大火煎煮出來的綠豆湯對消暑熱十分有效，在裡面放些金銀花，是夏季最實用的消暑生津的飲品。

食材

金銀花 30 朵，綠豆適量。

做法

①將金銀花、綠豆分別洗淨，放入鍋中，加適量水，大火煎煮。
②10 分鐘後關火，微涼後即可飲用。

清肝明目
疏肝解鬱

決明子茶

決明子能清肝明目，有效排肝毒，治療青光眼、白內障、結膜炎等病。肝陽上亢的人如果出現頭痛、頭暈、失眠等症狀，可以用決明子做枕頭，輔助治療效果很好。

食材

決明子、綠茶各適量。

做法

①將決明子、茶葉一起放入杯中，倒入開水。
②浸泡 10 分鐘後，即可飲用。

決明子甜菊葉茶

上班族經常要對著電腦工作，視力下降快。經常喝決明子甜菊葉茶可以保護視神經，緩解眼睛疲勞，讓眼睛奕奕有神。糖尿病患者常喝決明子甜菊葉茶還能降糖，有益身體健康。

食材
決明子適量，甜菊葉2片。

做法
①將決明子、甜菊葉一起放入杯中，倒入開水。
②加蓋，燜10分鐘後即可飲用。

平肝明目
降糖降壓

健脾茶：最簡單有效的減肥法

　　減肥是一件很痛苦的事情，時間久、見效慢也就算了，關鍵是反彈特別快，好不容易減下去了，吃一頓好的犒勞自己，肉就蹭蹭地起來了。這一身贅肉真讓人鬧心，怎麼減都減不掉，連喝水都會胖。這種情況多半是胃吃進去了，脾卻消化不了，全堆積在身體裡了。

荷葉茶

荷葉有清熱解暑、除濕祛瘀、利尿通便的功效，能幫助排除胃腸中殘存的毒素。想要減肥的人可常喝荷葉茶，因為它能健脾昇陽，減少人體對脂肪的吸收。雖然需要長期堅持，但是勝在不反彈。夏季飲用荷葉茶有消暑利尿的功效，還有助於減肥。

食材

乾荷葉 1／2 張。

清熱解暑
潤腸通便

做法

①將乾荷葉剪碎，放入壺中，倒入開水。
②浸泡 5~10 分鐘後，即可飲用。

荷葉桂花茶

桂花茶能幫助人體排出毒素，平衡神經系統，淨化身心。心情煩躁、咳嗽不止、嗓子有痰的時候都可以喝些桂花茶。搭配荷葉食用，對減肥瘦身比較有幫助，味道也會變得清香悠遠。

清熱潤膚
化痰散瘀

食材

乾荷葉 1 ／ 2 張，桂花 1 小把，綠茶、冰糖各適量。

做法

①將乾荷葉剪碎，和桂花、綠茶、冰糖一起放入茶杯中，倒入開水。
②加蓋，燜 5 分鐘後即可飲用。

荷葉西瓜皮茶

夏天的時候氣溫較高，人們很少出去運動，不利於減肥。高溫下運動會加速體內水分流失，容易中暑。這時喝些荷葉西瓜皮茶既能降暑消脂，又能生津止渴，可謂一舉兩得。

清暑解熱
消脂減肥

食材

乾荷葉 1 ／ 2 張，西瓜皮 1 塊。

做法

①西瓜皮洗淨，切片。
②將乾荷葉剪碎，和西瓜皮片一起放入鍋中，煎煮取汁即可。

理氣健脾
化痰利濕

荷葉陳皮烏龍茶

生活在濕熱地區、容易生氣的人體內都容易產生濕毒。陳皮、荷葉都有健脾、化濕的功效，能有效排除體內的濕毒。因外邪侵襲引起的胃腸感冒以及水液代謝紊亂引起的食慾不振、腹脹、腹瀉、面黃、水腫等症狀也可得到改善。

食材

乾荷葉 1 張，陳皮、烏龍茶各適量。

做法

①將乾荷葉剪碎，和陳皮一起放入砂鍋中，倒入適量水。
②大火煮沸後，小火繼續煎煮 15 分鐘。
③將烏龍茶放入杯中，倒入湯汁，浸泡 3 分鐘即可。

消食化滯
潤腸通便

大麥茶

經常吃燒烤、火鍋、麻辣燙、麻辣鍋等熱燙、辛辣、油膩的食物會給腸胃和脾帶來很大的負擔。這時喝些大麥茶可以解膩、消食，幫助腸胃和脾排毒，減輕身體上的不適。

食材

大麥 1 小把。

做法

①將大麥放入鍋中，加水煎煮。
②5~10 分鐘後關火，微溫後即可飲用。

大麥檸檬茶

食用大麥能健脾消食、清熱止渴。大麥含有大量的膳食纖維，因此具有很好的排腸毒、潤腸道的功效。大麥茶經過加溫處理，和寒涼的綠茶相比，藥效要溫和一些。因此想要通便減肥又脾胃寒涼的人，可以用大麥茶代替綠茶。

食材

大麥 1 小把，冰糖 4 粒，檸檬汁適量。

做法

①將大麥放入杯中，倒入開水。
②加蓋，燜 3 分鐘後，放入適量檸檬汁。
③放入冰糖，輕輕攪拌均勻即可。

解毒去腥
強健脾胃

山楂荷葉茶

山楂具有降體脂、降血壓、清心神的功效,是排心毒和排脾毒的食療佳品。經常飲用山楂荷葉茶還能消脂減肥,快速瘦身。

食材

山楂 15 片,荷葉 1 張,紅棗 2~4 顆。

做法

①紅棗去核,和山楂片、荷葉一起放入鍋中,加水煮沸。
②5 分鐘後過濾,即可飲用。

山楂菊花茶

山楂具有殺蟲解毒、活血化瘀、消食化積的功效。需要注意的是,山楂味酸,不適合空腹食用,以免胃酸分泌過多,對胃潰瘍患者來說更是弊大於利。因此,最好是飯後吃山楂,這樣才健脾消食。

食材

山楂 3 片,菊花 5 朵。

做法

①將山楂、菊花一起放入杯中,倒入開水。
②加蓋,燜 10 分鐘後即可飲用。

潤肺茶：皮膚不乾，嗓子不痛

　　咳嗽、痰多、嗓子不舒服的時候，我們就會意識到，肺可能不太好了。尤其是現在空氣污染比較嚴重，人們對肺比較關注。中醫講「肺主皮毛」，就是說，肺好，皮膚就好。想要潤膚的人，多吃些潤肺養肺的食物可能比用化妝品還好。

千日紅玫瑰茶

千日紅有很好的滋陰效果，搭配滋補氣血的玫瑰花，能同時排心毒、肺毒，讓皮膚重現光澤，氣色更好。經常飲用千日紅玫瑰茶還能延緩衰老、調節內分泌，讓人越來越年輕。

護膚養顏
滋補氣血

食材

玫瑰花、千日紅各 4 朵，冰糖適量。

做法

① 將玫瑰花、千日紅、冰糖一起放入壺中，倒入開水。
② 浸泡 5 分鐘後，即可飲用。

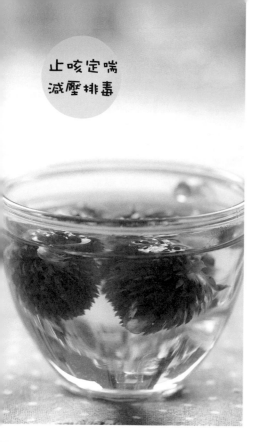

止咳定喘
減壓排毒

千日紅茶

空氣乾燥的秋冬季節，皮膚容易出現過敏、乾燥甚至是起皮脫屑的現象。這時候喝一些千日紅茶不僅能有效緩解上述症狀，還能讓身體感覺暖暖的。此外，最好不要用白糖代替冰糖，因為冰糖有潤肺的功效，而白糖沒有。

食材

千日紅 2~4 朵，冰糖適量。

做法

①將千日紅、冰糖一起放入杯中，倒入開水。
②浸泡 5 分鐘後，攪拌均勻即可飲用。

潤肺養顏
生津止渴

杏仁茶

皮膚乾燥、粗糙都是肺中毒的表現。常吃杏仁可以潤肺養顏、滋潤皮膚，逐漸改善皮膚，讓皮膚水潤有光澤。甜杏仁富含多種微量營養素，苦杏仁則有降氣平喘的功效。需要注意的是，生的杏仁有小毒，最好要買加工好的杏仁，或者自己在家煮熟、煮透。

食材

甜杏仁 8 個，苦杏仁 3 個。

做法

①將甜杏仁、苦杏仁分別洗淨，搗碎。
②將杏仁碎放入壺中，倒入開水。
③沖泡 20 分鐘後，即可飲用。

杏仁菊花茶

春季是呼吸道疾病多發的季節，人體很容易受到風邪侵襲，出現呼吸道感染、支氣管炎等疾病。適當喝些杏仁菊花茶，能有效提高身體的免疫力，抵禦風邪之毒。

食材

苦杏仁 2 個，菊花 4 朵，金銀花 6 朵，蜂蜜適量。

做法

①將苦杏仁、菊花、金銀花一起放入杯中，倒入開水。

②加蓋，燜 5~8 分鐘後，倒入蜂蜜，攪拌均勻即可。

清熱解毒
止咳平喘

滋陰清熱
寧心安神

百合桂圓茶

百合花具有潤肺止咳、寧心安神的功效，經常食用還能排毒養顏。中醫講肺主皮毛，雖然人的膚色有差異，比如有的人天生就白，有的人天生就黑，但皮膚上的光澤是後天的。常吃百合花，能滋潤皮膚，讓皮膚亮起來。

食材

百合花 3~5 朵，桂圓 3 顆，棗仁、蜂蜜各適量。

做法

①桂圓取肉，和百合花、棗仁一起放入杯中。
②倒入開水，浸泡 10 分鐘後，倒入蜂蜜，攪拌均勻即可。

潤肺消炎
滋潤皮膚

百合桃花茶

臉上出現痘痘的時候，可能是心火旺盛。桃花能養心寧神，百合花能潤肺消炎，都能幫助身體排心毒、肺毒，重現光滑、平整、細膩的皮膚。

食材

百合花 3 朵，桃花 2 朵，檸檬 1 片。

做法

①將百合花、桃花、檸檬片一起放入杯中，倒入開水。
②加蓋，燜 5 分鐘後即可飲用。

羅漢果茶

長期抽煙、過度用嗓、經常熬夜的人群如果想要排肺毒，首選羅漢果。將羅漢果茶放涼或者冰鎮，十分清涼，味道可以與飲料媲美，既能提神生津，又能預防呼吸道感染。外出運動、短途旅行時，都可以準備一些。常飲羅漢果茶對支氣管炎、高血壓等疾病有顯著療效。

化痰止咳
清肺利咽

食材

羅漢果 1 ／ 2 個。

做法

①將羅漢果沖洗乾淨，去掉外殼，掰成小塊，放入杯中。

②倒入開水，加蓋，燜 10 分鐘後即可飲用。

羅漢果山楂茶

羅漢果歸肺、大腸經，有潤肺止咳、生津止渴、潤腸通便的功效。出現口渴、百日咳、咽喉炎、扁桃體炎等症狀時，均可食用。

清熱潤肺
止咳化痰

食材

羅漢果 1 個，山楂 5~8 片。

做法

①將羅漢果沖洗乾淨，去掉外殼，和山楂一起放入鍋中。

②加入適量水，大火煮沸後，小火再煮 5 分鐘。

③待溫熱或放涼後，即可飲用。

補腎茶：年老不顯老

　　腎好了，人就有精氣神，看著就不顯老。尤其是人的頭髮和眉毛，烏黑濃密的話，看起來年輕了十幾歲。相反，中年人有了白頭髮，眉毛的顏色也開始變淡，看起來就老了十幾歲。此外，黑眼圈範圍逐漸增大、經常腰酸、走路沒勁、小便異常等症狀，都是腎需要排毒的表現。

枸杞菊花茶

食材

菊花 5 朵，枸杞 6 粒。

做法

①將菊花和枸杞一起放入杯中，倒入開水。

②浸泡 5 分鐘後即可飲用。

枸杞菊花茶有滋陰補腎的作用，提升精氣神。老年人聽力下降，把電視開到很大聲還聽不見，而家人已經感覺震耳欲聾了。腎需要排毒的時候，耳鳴、聽力下降等症狀就時有發生，就是俗話說的「耳背」。這種情況下多喝枸杞菊花茶，保證眼不花、耳不聾。

滋補腎陰
補肝明目

枸杞銀耳茶

中醫認為，枸杞具有滋補肝腎、益精明目等功效。枸杞富含 β – 胡蘿蔔素，能清除自由基，提高紅細胞的活性，具有延緩衰老的作用。

食材

枸杞 15 粒，水發白木耳 1 朵，菊花 5 朵，冰糖適量。

做法

①將枸杞、白木耳放入鍋中，加適量水小火煮湯。

②將菊花、冰糖一起放入杯中，倒入枸杞白木耳湯。

③加蓋，燜 3~5 分鐘後即可飲用。

滋陰潤肺
補腎益精

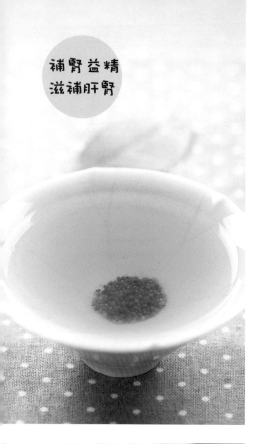

補腎益精
滋補肝腎

菟絲子茶

菟絲子具有養肝明目、補腎益精的功效，適用於肝虛目昏以及腦力勞動者。需要注意的是，陰虛火旺、大便燥結的人不宜飲用。

食材

菟絲子 20~30 粒。

做法

①將菟絲子搗碎，倒入開水。
②加蓋，燜泡 15 分鐘後即可飲用。

補腎益精
益壽延年

菟絲子紅糖茶

上班族常對著電腦，會出現眼睛乾澀疼痛的現象。而且熬夜、加班都會加重腎的負擔，無法將毒素及時排出。平時喝些菟絲子紅糖茶會有效緩解這些症狀，長期堅持還能益壽延年。

食材

菟絲子 20~30 粒，紅糖適量。

做法

①將菟絲子搗碎，和紅糖一起放入杯中，倒入開水。
②加蓋，燜泡 15 分鐘後即可飲用。

黑芝麻杏仁茶

經常食用黑芝麻能補腎益精，從而排除腎毒，延緩衰老。如李時珍在《本草綱目》中所說，「服至百日，能除一切痼疾。一年身面光澤不飢，二年白髮返黑，三年齒落更生」。黑芝麻和甜杏仁搭配，補肝腎、滋五臟的功效更佳。

食材

黑芝麻 1 小把，甜杏仁 5 個，綠茶、冰糖各適量。

做法

①將黑芝麻、甜杏仁分別搗爛。
②將所有材料一起放入杯中，倒入開水。
②浸泡 5 分鐘後，攪拌均勻即可飲用。

黑芝麻桑葉茶

大量脫髮不僅會影響美容，更是腎臟不堪重負的信號之一。腎毒積累過多時，腎精生血不利，無法濡養毛髮。因此適當吃一些補腎益精的食物有利於腎臟排毒，幫助頭髮恢復生機。

食材

黑芝麻 1 小把，桑葉 5~8 片。

做法

①將黑芝麻、桑葉一起放入杯中，倒入開水。
②浸泡 3~5 分鐘後，即可飲用。

生津補液
斂肺益腎

五味子烏梅茶

現代醫學證明，五味子具有很強的消炎作用，能修復肝臟損傷，幫助人體解毒、排毒，過濾有毒物質。經常食用五味子，不僅能養肝，還能補腎，促進氣血運行。

食材

五味子適量，烏梅、紅棗各 3 顆，綠茶適量。

做法

①將所有材料放入杯中，倒入開水。

②加蓋，燜 3~5 分鐘後即可飲用。

填精補髓
養心安神

五味子刺五加茶

一般來說，男性經常外出應酬，難免喝酒，因此是腎需排毒的主要人群。常喝五味子刺五加茶能促進膽汁分泌，加速酒精等有毒物質的排泄，減輕肝、腎的負擔，改善腰膝痠痛、失眠健忘等症狀。

食材

五味子適量，刺五加根 5~8 片。

做法

①將五味子、刺五加根一起放入壺中，倒入開水。

②加蓋，燜 10 分鐘後即可飲用。

第九章

不同人群的排毒飲食

　　一種食物不能包治百病，排毒也要因人而異。因此，不管是美容養顏還是保健養生，只要堅持排毒，每個人都能擁有充沛的能量、飽滿的精神，從而擁有健康的身體，越活越年輕。

女性：美容瘦身塑曲線

眾所周知，女性一旦過了 30 歲，身體就開始出現種種年長的跡象：眼袋水腫、魚尾紋增多、色斑明顯、身體越來越走樣，而情緒上的波動較大，像是提前進入了更年期。這一切都要求女性迅速排毒，重拾年輕狀態。

銀耳拌豆芽

滋陰養顏
潤澤皮膚

白木耳並非直接用於美白，其主要功效在於滋陰。
常吃白木耳能潤肺，平復人體內的燥氣，幫助肺排毒。
肺主皮毛，潤肺就能潤皮膚。白木耳外用時有極佳的保濕效果，吸
收快，是天然的化妝品。綠豆芽、白木耳和黃瓜都是清熱、滋陰的上佳食材。

食材

綠豆芽 200 克，白木耳、黃瓜各 50 克，香油、鹽各適量。

做法

①綠豆芽去根，洗淨，瀝乾。

②白木耳用水泡發，洗淨；黃瓜洗淨，切絲。

③鍋中加水燒開，將綠豆芽和黃瓜絲汆燙熟，撈出放涼。

④白木耳放入開水中汆燙熟，撈出過涼水，瀝乾。

⑤將綠豆芽、黃瓜絲、白木耳放入盤中，放入香油、鹽，攪拌均勻即可。

番茄柚子汁

番茄性寒，具有清熱解毒、涼血平肝的功效，它富含番茄紅素，有較強的抗氧化能力，能淡斑美白。

食材

番茄 1 個，柚子 4 瓣。

做法

① 番茄洗淨，在表面切一個小口，用開水燙一下，剝去表皮，切成小塊。

② 柚子去皮，剝去白色薄膜，去籽，切成小塊。

③ 將番茄塊和柚子塊放入果汁機，加適量水，榨汁即可。

淡斑美白
延緩衰老

鮮檸檬汁

美白祛斑
消脂瘦身

愛美的女性都知道，檸檬富含維生素 C，能幫助身體排出自由基，具有美白、瘦身的功效。檸檬中的檸檬酸有助於減淡黑斑和雀斑，是美白肌膚的重要元素。此外，在檸檬汁中加入蜂蜜，可以排腸毒，美容效果加倍。

食材

鮮檸檬 1 個，蜂蜜適量。

做法

① 鮮檸檬洗淨，去皮，去核，切成小塊。

② 加適量水後，用果汁機榨汁，可根據個人口味加適量蜂蜜調味。

補氣益腎
美白養顏

蓮子芋頭粥

芋頭富含膳食纖維，能促進腸胃蠕動，排出腸道內的毒素。搭配養心安神的蓮子，會讓人氣色越來越好。

食材

糯米50克，蓮子、芋頭各30克，白糖適量。

做法

①將糯米、蓮子洗淨，蓮子泡軟。
②芋頭洗淨，去皮，切成小塊。
③將蓮子、糯米、芋頭塊一起放入鍋中，加適量水一起煮。
④粥熟後，加白糖調味即可。

清熱解毒
祛斑養顏

白蘿蔔橄欖汁

白蘿蔔中含有抗菌物質，對很多病菌有明顯的抑制作用。而且，經常食用白蘿蔔能抑制黑色素，減少色斑形成。

食材

白蘿蔔1根，青橄欖5個，梨1個，檸檬汁、蜂蜜各適量。

做法

①將白蘿蔔、青橄欖分別洗淨，切成小塊。
②梨洗淨，去核，切成小塊。
③將所有材料放入果汁機中，倒入適量水，榨汁。
④製作完成後，加檸檬汁、蜂蜜調味即可。

綠花椰黃瓜汁

綠花椰黃瓜汁富含維生素和抗氧化劑，能預防衰老。黃瓜富含維生素 C，能美白肌膚，保持肌膚彈性，抑制黑色素的形成，幫助皮膚排除毒素。無論是烹飪還是直接貼在臉上，都有極佳的抗老化效果，還能減少皺紋和痤瘡的產生。

食材

綠花椰 1／2 個，黃瓜 1 根，蘋果 1 顆，檸檬汁、蜂蜜各適量。

做法

①綠花椰洗淨，掰成小朵，用熱水略汆燙。
②黃瓜洗淨，切成小塊；蘋果洗淨，去核，切成小塊。
③將處理好的綠花椰、黃瓜塊、蘋果塊倒入果汁機中，加適量水榨汁。
④根據個人口味，加適量檸檬汁和蜂蜜即可。

祛斑除痘
防癌抗癌

涼血祛痘
潤肌美容

絲瓜炒蛋

經常食用絲瓜能使皮膚變得光滑細膩，還能消炎，排除毒素，減少黑色素沉著。

食材

雞蛋 2 顆，絲瓜 1 根，生薑、鹽各適量。

做法

①絲瓜洗淨，去皮，切滾刀塊，放入開水中汆燙一下。

②生薑切碎；雞蛋加鹽打散，炒熟，盛出備用。

③鍋中留適量油，放薑末爆香，倒入絲瓜塊，加鹽翻炒。

④大火翻炒片刻，放入雞蛋，翻炒幾下即可。

降火消腫
清熱解毒

黑芝麻高麗菜

高麗菜具有降火消腫、清熱解毒的功效，經常食用能清除體內堆積的毒素，增強免疫力，其豐富的葉酸能預防乳癌。且高麗菜的熱量極低，吃起來有飽腹感，是非常好的減肥食物。

食材

高麗菜 200 克，黑芝麻 30 克，鹽適量。

做法

①高麗菜洗淨，切粗絲。

②用小火將黑芝麻不斷翻炒，炒出香味時出鍋。

③油鍋燒熱，放入高麗菜絲，翻炒幾下，加鹽調味。

④炒至高麗菜絲熟透發軟時，出鍋盛盤，撒上黑芝麻，攪拌均勻。

素燒三元

經常心悸、失眠的人多吃萵筍，
能減少心臟的負荷，消除緊張情緒，幫助睡眠。

食材

萵筍 200 克，紅蘿蔔、白蘿蔔各 100 克，蔥、生薑、香油、鹽各適量。

做法

①蔥切段；生薑切片，備用。

②萵筍、紅蘿蔔、白蘿蔔去皮，洗淨，削成小球。用開水汆燙透，撈出。

③油鍋燒熱，放入蔥段、薑片，炸至金黃色時撈出。

④鍋中加適量水，放入萵筍球、紅蘿蔔球、白蘿蔔球煮至沸騰，小火燜煮片
　刻，加鹽，淋上香油即可。

清熱去火
消脂減肥

鳳梨苦瓜汁

苦瓜富含膳食纖維，含有的苦瓜素能降低脂肪和多醣，對控制體重十分有益。

食材

鳳梨1／4個，苦瓜半根，奇異果1／2個，蜂蜜、鹽各適量。

做法

①鳳梨、奇異果分別洗淨，去皮，切塊；苦瓜洗淨，去籽，切成小塊。

②將鳳梨塊、奇異果塊放入鹽水中，浸泡10分鐘。

③將上述食材和適量水放入果汁機攪打好後，加適量蜂蜜即可。

健脾消腫
美容瘦身

冬瓜蜂蜜汁

冬瓜之所以能排毒瘦身，是因為它的利水消腫功效。現在醫學證實，冬瓜中的丙醇二酸能抑制糖類轉化為脂肪，從根本上杜絕脂肪堆積。而且，冬瓜熱量很低，減肥效果十分顯著。

食材

冬瓜 200 克，蜂蜜 20 毫升。

做法

①冬瓜洗淨，去皮，切成小塊。

②將冬瓜塊放入鍋中煮 3 分鐘，撈出，加適量水榨汁。

③加適量蜂蜜，調勻即可。

冬筍拌豆芽

黃豆芽中含有一種干擾素誘生劑，
能提高人體抗病毒的能力，還有抗癌的功效。

清熱解毒
明目抗癌

食材

冬筍 150 克，黃豆芽 100 克，火腿 25 克，白糖、香油、鹽各適量。

做法

①黃豆芽洗淨，汆燙，過冷水；火腿切絲，備用。

②冬筍洗淨，切成細絲，汆燙，過冷水，瀝乾。

③將冬筍絲、黃豆芽、火腿絲一起放入盤內，加鹽、白糖、香油，攪拌均勻
　即可。

老年人：氣血暢通筋骨壯

　　步入老年，身體上的種種變化都清晰可見，視力沒那麼好了、耳朵不靈光了、肌肉鬆弛了、腿腳也不方便了。所以老年人排毒，一是保證合理飲食，吃對了、吃好了才能把食物中的營養吸收了，讓身體的各個部位得到濡養；二是堅持運動，別讓身體懶怠了。

滋陰養肺
健脾開胃

玉米排骨湯

玉米富含膳食纖維，能夠潤腸道、排腸毒，對降低膽固醇、預防動脈硬化等老年常見病也有幫助。而且玉米有利尿功效，能促進體內多餘的水液代謝，從而減輕脾的負擔。

食材

玉米 3 根，排骨 500 克，紅蘿蔔 2 根，香油、鹽各適量。

做法

①排骨洗淨，切段，汆燙水後撈出瀝乾。
②玉米、紅蘿蔔洗淨，切段，備用。
③將排骨段、玉米段放入鍋中，加適量水，調入香油、鹽。
④大火煮沸後，轉中火煮 5~8 分鐘。
⑤將湯盛入保溫鍋中，倒入紅蘿蔔段，小火燜 2 小時即可。

黃豆薏仁糊

健脾益胃
利濕化痰

中醫認為，薏仁「最善利水」，能健脾益胃、利濕化痰，特別適合痰濕體質的人食用。

食材

黃豆 40 克，薏仁 20 克，熟栗子、蓮子各 15 克，冰糖適量。

做法

①黃豆洗淨，用清水浸泡 10~12 小時。
②蓮子用清水浸泡 2 小時，去心。
③熟栗子去殼、去皮，切碎。
④將所有材料倒入豆漿機中，加水至上下水位線之間。製作完成後，加冰糖調味即可。

小米桂圓粥

健脾養胃
補血安神

步入老年後，人的脾胃越來越虛弱，消化吸收水穀精微的能力減弱，適當吃一些健脾養胃的食物有助於幫助身體排毒，加強吸收。小米和桂圓搭配，幫助老年人調理脾胃，補血安神。

食材

小米 60 克，桂圓 30 克，紅糖適量。

做法

①小米淘洗乾淨；桂圓取肉。
②將小米、桂圓肉一起放入鍋中，加水熬煮成粥。
③粥熟後，加紅糖調味即可。

常吃綠豆南瓜羹能清熱解毒，尤其是天氣乾燥的時候，能幫助肺排毒。南瓜中的果膠還可以保護胃腸道黏膜，促進潰瘍面癒合。

綠豆南瓜羹

食材

綠豆 100 克，南瓜 50 克，鹽適量。

做法

①綠豆洗淨，用水泡 4 個小時。

②南瓜洗淨，去皮、去瓤，切成約 2 公分見方的塊狀待用。

③鍋內加水，燒沸後，放入綠豆煮 3~5 分鐘。

④大火煮沸後，放入南瓜塊，加蓋，轉中火煮 20 分鐘。待綠豆、南瓜爛熟，加鹽調味即可。

芹菜蘋果汁

芹菜中含有的膳食纖維有助於排泄，而蘋果中的果膠和鞣酸有收斂作用，能將人體內積聚的毒素和廢物排出體外。

食材

蘋果 1 顆，芹菜 1 根，檸檬汁適量。

做法

①蘋果洗淨，去皮，去核，切成小塊。

②芹菜洗淨後切段。

③將所有材料放入果汁機中，打成果汁，放入檸檬汁，攪拌均勻即可。

腰果綠花椰

《黃帝內經》記載：「五十歲，肝氣始衰，肝葉始薄，膽汁始減，目始不明。」
人體之中，肝最先衰老，表現為「目始不明」。所以清肝養肝應該多吃青色食
物，如綠花椰、綠豆、黃瓜等。腰果西蘭花富含膳食纖維，能幫助腸道運動，
將毒素排出體外。

食材

綠花椰 250 克，腰果 150 克，紅蘿蔔 100 克，白糖、太白粉、鹽各適量。

做法

①綠花椰洗淨，掰開；紅蘿蔔洗淨，切片備用。
②鍋內加水燒開，放入綠花椰、紅蘿蔔片汆燙一下，撈出備用。
③油鍋燒熱，放入綠花椰、紅蘿蔔片焗炒，加入白糖、鹽及適量水。
④大火燒開後，用太白粉勾芡，再放入腰果略炒即可。

補氣補血
清肝養腎

核桃健腦粥

腎氣漸虛時，不能充養髓海，就會導致大腦思維遲鈍、言語多誤、健忘。核桃能益智補腦、補腎助陽、強筋健骨，還能排除多餘的膽固醇，降低老年人動脈血管硬化的機率。

食材

核桃仁 25 克，百合 10 克，黑芝麻 20 克，白米 50 克。

做法

①百合洗淨；核桃仁、黑芝麻分別洗淨，用小火炒至微焦；白米淘洗乾淨。
②將所有食材放入鍋中，倒入適量水，小火燉煮，煮至熟透即可。

腰酸、渾身無力是腎虛的表現。食用羊肉能幫助排腎毒，還能增強禦寒能力。

枸杞燉羊肉

食材

羊腿肉 500 克，枸杞 10 克，蔥、生薑、料酒、鹽各適量。

做法

①蔥切段；生薑切片，備用；羊肉沖洗乾淨，整塊放入開水鍋中煮透，撈出。
②將羊肉放在冷水中，沖淨血沫，切成小塊。
③油鍋燒熱，放入羊肉塊與薑片煸炒，放入料酒。
④炒透後加水，放入枸杞、蔥段、鹽，撇去浮沫。
⑤加蓋，小火燉至羊肉熟爛即可。

兒童：不挑食，身體棒

　　孩子挑食怎麼辦？別盲目用藥，先分析下原因。有的是吃飽了，所以不想再吃；有的是脾胃虛弱，需要治療；有的則是缺鋅，味蕾敏感度不高，所以沒有食慾。但有一條是通用的，千萬別強迫他，這不是他的錯。

起司三明治

全麥麵包的營養價值較高，含有豐富的膳食纖維，能夠延緩和減少重金屬等毒素的吸收，改善腸道菌群，有利於某些營養素的合成。全麥麵包雖然有香味，但是孩子不愛吃，搭配一些蔬菜做成三明治就有意想不到的效果。

食材

全麥麵包 2 片，起司 1 片，番茄 1 個，奶油適量。

做法

①不沾鍋預熱，放入奶油。
②奶油溶化後，放入第一片全麥麵包，然後放入起司和第二片全麥麵包。
③煎 30 秒後，若全麥麵包已經變成金黃色，翻面，將另一面也煎成金黃色。
④番茄洗淨，切片，夾在全麥麵包中即可。

健胃消食
清理腸道

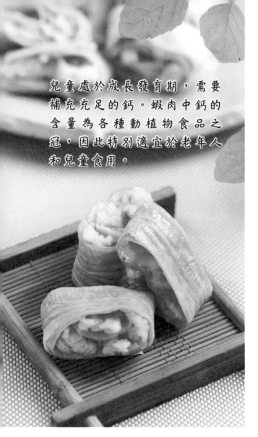

兒童處於成長發育期，需要補充充足的鈣。蝦肉中鈣的含量為各種動植物食品之冠，因此特別適宜於老年人和兒童食用。

蝦肉卷

食材

豆腐皮 150 克，蝦 300 克，
醬油、白糖、香油、鹽各適量。

做法

①豆腐皮用冷水浸一下，取出，備用。

②蝦去殼，洗淨，用鹽、醬油、白糖、香油抓拌。

③將蝦擺在豆腐皮上，捲起，捆緊，放在蒸鍋中蒸。

④半小時後，取出放涼，切成厚片即可。

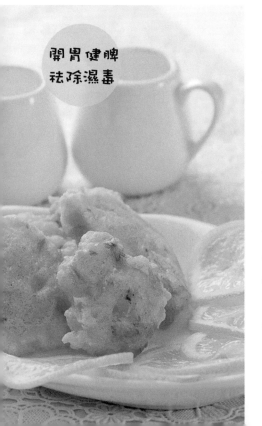

煎鱈魚

檸檬皮中含有的芳香揮發成分，可以生津解暑、開胃醒脾。夏季吃些檸檬不但能促進食慾，還能祛除濕毒、振奮精神。

食材

鱈魚 150 克，檸檬 1 個，雞蛋、食用澱粉、鹽各適量。

做法

①檸檬洗淨，一半切片，一半榨汁。

②鱈魚洗淨，切塊，加鹽醃製，放入適量檸檬汁。

③雞蛋打碎，取蛋清，將蛋清、食用澱粉攪拌均勻，裹在鱈魚塊上，煎至金黃，裝盤時加檸檬片點綴即可。

南瓜包

南瓜中的 β-胡蘿蔔素能清除體內的自由基，經人體吸收後轉化為維生素 A，對保護孩子的視力十分有益。

食材

南瓜 250 克，糯米粉 200 克，白糖、紅豆沙各適量。

做法

①南瓜去籽，洗淨，包上保鮮膜，用微波爐加熱 10 分鐘。
②挖出南瓜肉，加糯米粉、白糖，和成麵糰。
③將紅豆沙搓成小圓球，包入麵糰中成餅坯，上鍋蒸 10 分鐘即可。

健脾養胃
補中益氣

風味卷餅

促進食慾
健腦益智

食材

雞蛋 2 個，香蕉 1 根，
核桃仁 30 克，番茄醬適量。

做法

①香蕉去皮，豎著從中間切開，將核桃仁擺在切面上。
②平底鍋加熱，滴適量油，用刷子將油沾滿平底鍋。
③雞蛋打散，油五分熱時，倒入蛋液，轉動平底鍋，使蛋液均勻鋪在鍋底。蛋液稍微凝固後，將香蕉和核桃仁放在雞蛋餅上。
④用煎鏟剷起雞蛋餅，將香蕉包起來。
⑤繼續煎 2 分鐘，裝盤，淋上番茄醬即可。

風味蛋捲能為身體補充能量，適合早餐食用。番茄醬中的番茄紅素是強抗氧化劑，能清除人體內的自由基，延緩衰老。而且和番茄相比，番茄醬中的營養成分更容易被人體吸收。酸甜可口的番茄醬可以促進食慾，讓孩子吃得開心。

草莓蜜汁奶昔

草莓有很好的清暑、排毒、解熱、除煩功效，搭配蜂蜜、優格食用，不僅能排出腸道毒素，還能促進食慾，是非常不錯的開胃甜點。

食材

草莓、蜂蜜、優格各適量。

做法

①草莓洗淨，切成小塊。

②將所有材料放入果汁機中，攪打均勻。

③盛出，放入冰箱冷藏 10 分鐘即可。

清暑解熱
促進食慾

冰糖五彩粥

除了含有豐富的膳食纖維，能促進腸道排毒外，玉米還有益肺寧心、健脾開胃、補血健腦的功效。

食材

白米 50 克，嫩玉米粒 100 克，雞蛋 2 個，豌豆 30 克，枸杞 15 克，冰糖適量。

做法

①白米、豌豆分別洗淨；嫩玉米粒蒸熟。

②白米加水熬成粥，放入玉米粒、豌豆、枸杞、冰糖，一起煮 5 分鐘。

③將雞蛋打散，撒入鍋中成蛋花，燒開即可。

蘋果葡萄乾粥

常吃蘋果可以降肝火、胃火，有益於身體排毒。而且蘋果富含鋅，能促進食慾，讓孩子胃口好，身體棒。

食材

白米 50 克，蘋果 1 個，葡萄乾 20 克，蜂蜜適量。

做法

①白米淘洗乾淨，瀝乾，備用。

②蘋果洗淨，去皮，去核，切丁，放入水中。

③鍋中放入白米、蘋果丁，加適量水煮沸，小火熬煮 40 分鐘；食用前加蜂蜜、葡萄乾攪拌均勻即可。

男性：酒局飯局最傷身

　　在工作和家庭中，男性都承擔著相當大的壓力。而且，男性經常外出應酬，難免大魚大肉、推杯換盞。毒素長時間蓄積，對男性身體危害極大。如果不注意排毒，肝、腎、脾、胃都會受到不同程度的損傷。

清熱潤腸
解酒除煩

香蕉優格汁

香蕉具有清熱潤腸的功效，能促進腸胃蠕動，優格中的益生菌能刺激腸道還能縮短排泄物在結腸內的停留時間，防止毒素沉積。喝酒後感到胸悶、興奮時，飲用香蕉優格汁能降低酒精在血液中的濃度，減輕心悸、胸口鬱悶的症狀。

食材

香蕉 1 根，優格 200 毫升。

做法

①香蕉去皮，切成小塊。

②將香蕉塊、優格放入果汁機中，加水至上下水位線之間，榨汁即可。

桑椹米糊

桑椹中含有豐富的維生素、胺基酸、胡蘿蔔素、礦物質、花青素等營養成分，具有補肝益腎、補血滋陰、生津止渴、開胃潤腸等功效。

食材

桑椹 60 克，白米 40 克，黑芝麻 15 克，白糖適量。

做法

① 白米用水浸泡 2 小時；桑椹洗淨。
② 黑芝麻用平底鍋炒熟，備用。
③ 將白米、桑椹、黑芝麻一起放入豆漿機中，加水至上下水位線之間。
④ 製作完成後過濾，加白糖攪拌均勻即可。

補肝益腎
補血滋陰

糯米黑豆飲

黑豆中含有豐富的維生素 E，能清除人體內的自由基，延緩衰老。而且黑豆中的卵磷脂能防止毒素的生成，還能預防肥胖，對中老年男性的身材保養十分有益。

食材

糯米 50 克，黑豆 30 克。

做法

① 糯米、黑豆分別淘洗乾淨，用水浸泡 4 小時。
② 將糯米、黑豆一起放入豆漿機，加適量水，製作完成即可。

補腎平肝
延緩衰老

補腎益智
提高免疫

香椿核桃仁

核桃中的不飽和脂肪酸，有利於降低血脂，淨
化血液中的毒素。而且經常食用核桃仁對腎虛
引起的失眠有一定的食療作用。

食材

香椿苗 250 克，核桃仁 50 克，白糖、醋、
香油、鹽各適量。

做法

①香椿苗去根，洗淨，用淡鹽水浸一下。
②核桃仁掰碎，用淡鹽水浸一下。
③從淡鹽水中取出香椿苗和核桃仁碎，加白
　糖、醋、香油、鹽攪拌均勻即可。

滋補肝腎
益精明目

枸杞豆漿

枸杞能修復毒素對肝腎的損傷，具有滋補肝腎
的功效。經常喝酒、熬夜的人多吃枸杞能滋補
身體，增強免疫力。

食材

黃豆 60 克，枸杞 10 克，白糖適量。

做法

①黃豆洗淨，浸泡 10~12 小時。
②將泡好的黃豆和枸杞放入豆漿機中，倒入
　適量水。
③製作完成後，加適量白糖調味即可。

芹菜炒蝦米

本道菜能緩解宿醉後的不適，幫助排出肝毒。芹菜有清熱解毒、除煩消腫的功效，可排肝毒、降血壓，對高脂肪、高熱量飲食有極好的平衡效果。且芹菜是低熱量且富含膳食纖維的食物，有助於腸道蠕動，減少對食物中脂肪的吸收。

食材

芹菜 300 克，蝦米 100 克，太白粉、蔥、生薑、鹽各適量。

做法

①芹菜洗淨，切段，放入開水中汆燙。
②蔥、生薑切碎；油鍋燒熱，放入蔥花、薑末熗鍋。
③放入芹菜段、蝦米，煸炒 3 分鐘，加太白粉勾芡，加鹽調味即可。

平肝清熱
健腦益智

口蘑炒豌豆

豌豆富含膳食纖維，能防止毒素沉積。豌豆中的鉻能維持胰島素的正常功能，對經常外出應酬的男性來說，是不可多得的養生食物。

食材

口蘑 100 克，豌豆 200 克，高湯、太白粉、鹽各適量。

做法

①口蘑洗淨，切成小丁；豌豆洗淨。
②油鍋燒熱，放入口蘑丁和豌豆翻炒。
③加適量高湯煮熟，用太白粉勾薄芡，加鹽調味即可。

葡萄蜜茶

葡萄中含有豐富的酒石酸，能與酒精相互作用，從而降低體內酒精濃度，達到解酒目的；蜂蜜能促進酒精的分解吸收，減輕飲酒帶來的頭痛症狀；而生薑對大量飲酒後的嘔吐、噁心有很好的緩解作用，三者搭配，功效強，口感也很好。

食材

葡萄 200 克，生薑汁 30 毫升，蜂蜜適量。

做法

①葡萄洗淨，去皮，去籽，榨成汁。
②放入生薑汁、蜂蜜，攪拌均勻即可。

吸煙人群：吸煙害人更害己

「吸煙有害身體健康。」每個煙民都知道這句話，但真正放在心上的人卻不多。吸煙不僅會損害自己的健康，更會給家人、朋友帶來危害，增加親友患上肺癌和心臟疾病的機率。為了親友的健康，煙民們也應該及時戒煙。

百合蓮藕豆漿

潤肺止咳
補益心肺

百合蓮藕豆漿有清肺養肺、滋陰排毒的功效。
經常食用百合能提高肺的抗毒能力。肺向來怕燥氣，燥氣容易導致肺內毒素積累，若經常吸煙，對肺的損害更大。百合有很好的滋陰功效，可以幫助肺抵禦毒素。搭配潤肺止咳的冰糖食用，有很好的滋陰養肺效果。

食材
黃豆 50 克，蓮藕 30 克，糯米 20 克，乾百合 5 克，冰糖適量。

做法
①黃豆浸泡 10~12 小時，泡至發軟，撈出洗淨。
②糯米淘洗乾淨，用水浸泡 2 小時。
③乾百合用水泡發，擇洗乾淨，切碎。
④蓮藕去皮，洗淨，切碎。
⑤將所有食材一起放入豆漿機中，加水至上下水位線之間。
⑥待豆漿製作完成後，過濾，加冰糖調味即可。

潤肺止咳
補氣健脾

雪梨白米豆漿

梨具有潤肺清燥、止咳化痰的功效，能幫助肺排毒，對呼吸道感染有很好的治療作用。

食材

黑豆40克，白米30克，雪梨1個，蜂蜜適量。

做法

①將黑豆用水浸泡10~12小時，泡至發軟後，撈出洗淨。
②白米淘洗乾淨；雪梨洗淨，去蒂，去核，切碎。
③將所有食材放入豆漿機中，加水至上下水位線之間。製作完成後，過濾，涼至溫熱後加蜂蜜調味即可。

潤肺止咳
增強食慾

蔥香白蘿蔔

白蘿蔔具有促進消化、增強食慾、加快腸胃蠕動的功效，能促進新陳代謝和體內毒素的排出。經常吸煙的人平時可以多吃生的白蘿蔔，養肺排毒效果更好。

食材

白蘿蔔1根，蔥、鹽各適量。

做法

①白蘿蔔洗淨，切塊；蔥切碎。
②油鍋燒熱，放入白蘿蔔塊，翻炒幾下。
③加適量水，小火略煮片刻。
④加鹽翻炒均勻，撒上蔥花，燜煮一下即可。

銀耳雪梨湯

滋陰潤肺
防癌抗癌

經常吸煙會導致人體血液中的硒元素含量偏低，而硒是防癌抗癌所不可缺少的微量營養素。因此經常吸煙的人平時多吃白木耳，能提高肝臟的解毒能力，預防癌症。

食材

雪梨 1 個，白木耳 10 克，冰糖適量。

做法

①雪梨洗淨，切塊；白木耳用溫水泡發，去蒂，洗淨。

②雪梨、白木耳一起放入砂鍋中，加水煮開。

③轉小火燉 40 分鐘，加入冰糖，微溫後即可食用。

南瓜米糊

補中益氣
補血養肺

南瓜中含有大量的果膠，吸附力極強，不僅能消除人體內的細菌和毒素，還能黏結膽固醇，防止動脈硬化。經常食用南瓜能平喘、消腫，減輕肺部不適。

食材

南瓜 100 克，糯米 60 克，葡萄乾 20 克。

做法

①糯米淘洗乾淨，泡 2 小時以上。

②南瓜洗淨，去皮，去籽，切片。

③將所有食材放入豆漿機中，加水至上下水位線之間，攪打均勻即可。

芒果鮮奶羹

芒果鮮奶羹香甜可口，有潤肺、抗癌的作用。芒果有潤肺、益胃的功效，因此對緩解肺毒引起的不適症狀十分有效。研究表明，芒果中某些的物質可抑制癌細胞的增殖，能大大降低患肺癌的風險。

食材

雞蛋2個，芒果1／2個，牛奶100毫升，白糖適量。

做法

①芒果洗淨，去皮，切丁，備用。
②雞蛋打入碗中，攪拌打散蛋液，至蛋黃和蛋清完全融合。
③將牛奶倒入蛋液中，加適量白糖輕輕攪拌均勻。
④放入蒸鍋，蓋上保鮮膜，冷水燒開。
⑤蒸10分鐘後關火，去掉保鮮膜，把芒果丁撒在蛋羹表面即可。

潤肺益胃
防癌抗癌

枇杷蜂蜜水

常吃枇杷能化解肺部、呼吸道積累的毒素，修復呼吸道黏膜。而且枇杷中含有的維生素 B 群和多種礦物質能促進代謝，提高身體的排毒能力。

潤肺養肺
止咳平喘

食材
枇杷 2 個，蜂蜜適量。

做法
①枇杷洗淨，去皮，去籽，切塊。
②將切好的枇杷塊放入果汁機中，加適量水。
③榨汁後倒出，加蜂蜜調味即可。

桂花糯米藕

蓮藕具有清熱潤肺、涼血行瘀的功效，能促進體內廢物快速排出。

清熱潤肺
安神去燥

食材
蓮藕 1 節，糯米 50 克，麥芽糖、冰糖、糖桂花各適量。

做法
①蓮藕去皮，洗淨；糯米淘洗乾淨，瀝乾。
②切去蓮藕的一頭做蓋，將糯米塞入蓮藕孔。
③將切下的蓮藕蓋用牙籤固定，放入鍋中，加水沒過蓮藕。
④放麥芽糖，大火燒開後，轉小火煮 1 小時。
⑤出鍋前放入冰糖、糖桂花，取出切片即可。

上班族：久坐不動電腦眼

　　由於工作關係，上班族多數是久坐不動，因而腹部容易出現贅肉。而長時間對著電腦，也會導致身體不適，如眼睛刺痛、頭暈、視力下降等。適當站起來運動一下，搭配合理的排毒飲食，會讓上班族身體狀態恢復平衡。

紅薯小米粥

健脾和胃
補益虛損

中醫認為，久坐傷脾，容易導致腹部贅肉、脾濕不下等症狀。
小米最益脾氣，能有效排出濕毒，食用時再加一些紅棗，養生效果會更好。

食材
小米 50 克，紅薯 30 克，紅糖適量。

做法
①將紅薯洗淨，去皮，切成小塊。
②小米淘洗乾淨，和紅薯塊一起放入鍋中，加適量水，小火熬煮。
③食用時加紅糖調味即可。

彩椒炒玉米粒

養肝明目
補血益氣

食材

玉米粒 300 克，

紅椒、青椒各 1 個，白糖、鹽各適量。

做法

① 紅椒、青椒分別去蒂，去籽，洗淨，切成
　小丁。

② 油鍋燒熱，放入玉米粒和鹽，翻炒 3 分鐘。

③ 加適量水，再炒 3 分鐘，放入紅椒丁、青
　椒丁。

④ 加適量白糖，翻炒均勻即可。

玉米中含有豐富的膳食纖維，能促進消化，排除毒素，減輕脾胃的壓力。久坐的上班族容易便祕，多吃玉米對排便有益。

紅蘿蔔燕麥粥

常吃紅蘿蔔能保護視力，有效降低血液中的重金屬汞的含量，排出體內毒素。

食材

紅蘿蔔 2 根，燕麥仁 100 克，冰糖適量。

做法

① 紅蘿蔔去皮洗淨，切成小塊。

② 燕麥仁洗淨，浸泡 30 分鐘。

③ 鍋置火上，放入燕麥仁和適量水，大火燒
　沸後改小火，放入紅蘿蔔塊。

④ 待粥煮熟時，放入冰糖調味即可。

健脾益胃
潤腸通便

蛋黃蓮子湯

雞蛋中含有的葉黃素與玉米黃質都是抗氧化劑，不僅能清除人體內多餘的自由基，延緩衰老，還能保護眼睛免受紫外線的傷害。

食材

蓮子 50 克，雞蛋 1 個，冰糖適量。

做法

①蓮子洗淨，加 3 碗水，大火煎煮。

②水燒開後，轉小火煮約 20 分鐘，至蓮子軟爛，加冰糖調味。

③雞蛋打入碗中，將蛋黃放入蓮子湯中，熟透即可。

明目安神
養心除煩

附錄　常見食物排毒功效速查

穀物、豆及豆製品類

白米	補中益氣、止渴止瀉、袪除熱毒。
糯米	溫暖脾胃、補益中氣、抵禦外邪侵襲。
小米	補血、健脾、益胃、袪除濕毒。
薏仁	健脾益胃、清熱潤肺、強筋健骨、袪除濕毒、改善水腫症狀。
黑米	促進腸胃蠕動，排出毒素。
燕麥	增加皮膚活性、延緩衰老、減少皺紋和色斑等毒素沉積。
玉米	健胃調中、益肺寧心、潤腸通便、排出體內毒素、延緩衰老。
黃豆	抑制多種癌症，對乳癌的抑制效果最為明顯。
紅豆	行水利氣、健脾養心、袪除濕毒、緩解水腫。
黑豆	補腎強身、健脾利水、活血消腫、延緩衰老。
綠豆	減輕和消除各種毒素對人體健康的損害，增強免疫力。
豆腐	補脾益胃、清熱潤燥、利小便、解熱毒，易消化吸收。
黃豆芽	提高人體抗病毒的能力，防癌抗癌。
綠豆芽	清理腸胃毒素，防止脂肪形成。

蔬菜類

白菜	降火消腫、清熱解毒、清除體內毒素，增強免疫力。
油菜	促進血液循環，增強肝臟的排毒機制。
菠菜	滋陰平肝、止渴潤腸，促進胰腺分泌，幫助毒素排出體外。
空心菜	清熱涼血、利尿除濕、排出濕毒。
茼蒿	清血養心、潤肺消痰，淨化血液中的毒素。
芹菜	清熱解毒、除煩消腫，排肝毒、降血壓。

大陸妹	清肝利膽、消炎殺菌。
韭菜	補腎補陽、祛濕散寒，增強脾胃之氣，有益肝臟排毒。
洋蔥	抵禦流感病毒，殺菌抗寒。
豌豆	降低體內三酸甘油酯的含量，降低心臟病的發病率。
白蘿蔔	促進消化、增強食慾、促進新陳代謝、排出體內毒素。
紅蘿蔔	保護視力，預防近視，降低血液中重金屬汞的含量。
茄子	降低膽固醇，防治血管硬化、高血壓。
高麗菜	將體內的有毒物質及代謝廢物排出體外。
山藥	健脾利濕、益胃補腎、排出濕毒。
黃瓜	抑制黑色素的形成，幫助皮膚排除毒素。
絲瓜	消炎排毒，減少黑色素沉著以及痤瘡、粉刺的出現。
苦瓜	清熱解毒、止渴除煩，提高身體免疫力。
冬瓜	清熱化痰、除煩止渴、消除水腫、排濕毒、去水腫。
南瓜	潤肺益氣、美容養顏、健胃消食、排脾胃毒。
櫛瓜	提高免疫力、抗病毒。
番茄	清熱解毒、涼血平肝，有較強的抗氧化能力。
平菇	促進新陳代謝，降低膽固醇，抑制病毒增生。
香菇	扶正補虛、健脾開胃，抑制腫瘤、降低血脂。
蓮藕	清熱潤肺、涼血行瘀，促進毒素排出，淨化血液。
馬鈴薯	健脾利濕，祛除濕毒，改善人的精神狀態。
芋頭	促進腸胃蠕動，排出腸道內的毒素。
紅薯	促進膽固醇排泄，防體內毒素沉積，降低心腦血管疾病發病率。
黑木耳	淨化血液、排出毒素。
白木耳	滋陰潤肺，提高肝臟的解毒能力。
辣椒	促進血液循環，降低血脂，防治心血管系統疾病。

水果、堅果類

蘋果	降肝火、胃火、肺火，有益於身體排毒。
香蕉	清熱潤腸，促進腸胃蠕動，防止毒素沉積。
紅棗	提升身體的元氣，抵禦外邪等毒素侵襲，增強免疫力。
鳳梨	解暑止渴、消食止瀉，提高人體免疫力，抵抗病毒入侵。
草莓	清暑、排毒、解熱、除煩，助肝排毒。
桃子	補益氣血、生津解渴、消積潤腸，能祛除瘀血。
葡萄	含有豐富的酒石酸，與酒精相互作用，解酒排毒。
櫻桃	養顏補血、養顏駐容，排除體內的毒素。
梨子	潤肺清燥、止咳化痰、養血生津，能幫助肺排毒。
西瓜	清熱解暑、除濕解酒，排熱毒、酒毒。
奇異果	排腸毒、延緩衰老。
橘子	理氣化痰、潤肺清腸、補血健脾，排脾毒、肺毒。
龍眼	補氣血、安心神，排心毒。
山楂	降壓降脂、健脾開胃、消食化滯，排出體內瘀毒。
核桃	降低膽固醇，降低動脈血管硬化發病機率。
葵花子	防止細胞衰老，增強記憶力。
花生	健脾養胃、利腎去水，助脾排毒。
栗子	健腦益智、強筋健骨，提高人體免疫力，預防癌症。
杏仁	淨化血液中毒素，保持血壓穩定。
腰果	排除皮膚毒素。

肉、蛋類

豬肉	潤腸胃、生津液、補腎氣、解熱毒。
牛肉	補脾和胃、益氣補血、排心毒。
羊肉	促進血液循環，增強禦寒能力，幫助排腎毒。

鵝肉	養胃止渴、補陰益氣、解熱毒。
鴨肉	滋陰養胃、利水消腫、祛濕毒，以老鴨為佳。
雞肉	溫中益氣、補虛填精、健脾活血、驅除寒毒。
雞蛋	清除人體內多餘的自由基，延緩衰老。
鴨蛋	滋陰清肺、潤澤皮膚、排肺毒。
鵝蛋	補中益氣、健腦益智、祛除寒毒。

水產類

鯽魚	益氣健脾、清熱解毒、利水消腫，祛濕毒，增強抗病能力。
鯉魚	補脾健胃、利水消腫，清熱解毒。
草魚	對抗衰老、養顏，防治腫瘤。
甲魚	淨化血液中毒素，預防和抑制肝癌、胃癌。
墨魚	養血、通經、補脾、益腎，祛濕毒。
魷魚	抑制血液中的膽固醇含量，緩解疲勞，促進肝臟排毒。
鮑魚	養陰、平肝、固腎，除燥熱、排腸毒。
海參	淨化血液中的毒素。
海蜇	排腎毒，減輕酒精對身體的損害。
蝦	益氣滋陽、開胃化痰，減少血液中膽固醇含量，防止動脈硬化。
螃蟹	清熱解毒、養筋活血、補骨添髓，祛除風寒濕毒。
蛤蜊	助津液、潤五臟、止消渴、開胃，治水腫、痰積，排濕毒。
紫菜	排泄身體內的廢物及毒素。
海帶	排腎毒，防治腎衰竭、老年性水腫等疾病。

調味品類

| 鹽 | 殺菌排毒、舒經活血。 |
| 蔥 | 發表通陽、解毒調味，刺激食慾。 |

生薑	開胃健脾、促進消化、排除寒毒、止吐止瀉。
蒜	抗菌排毒，提高免疫力。
醋	幫助脾胃吸收，排除食積之毒。

飲品類

牛奶	補虛損、健脾益胃、生津潤腸，排出腸道內的毒素。
優格	刺激腸道，縮短排泄物在結腸內的停留時間，防止毒素沉積。
豆漿	防止高血脂、高血壓，預防婦科癌症。
綠茶	提神清心、清熱解暑、解毒醒酒、降火明目。
紅茶	提神消疲、利尿解毒、護胃養胃、舒張血管、防癌抗癌。

五臟排毒一身輕（全新修訂版）

作　　者	石晶明
發 行 人	林敬彬
主　　編	楊安瑜
編　　輯	王艾維、林子揚
內頁編排	王艾維
封面設計	林子揚
編輯協力	陳于雯、林裕強
出　　版	大都會文化事業有限公司
發　　行	大都會文化事業有限公司
	11051 台北市信義區基隆路一段 432 號 4 樓之 9
	讀者服務專線：（02）27235216
	讀者服務傳真：（02）27235220
	電子郵件信箱：metro@ms21.hinet.net
	網　　　址：www.metrobook.com.tw
郵政劃撥	14050529　大都會文化事業有限公司
出版日期	2020 年 07 月修訂初版一刷
定　　價	380 元
I S B N	978-986-98627-7-6
書　　號	Health+152

Metropolitan Culture Enterprise Co., Ltd.
4F-9, Double Hero Bldg., 432, Keelung Rd., Sec. 1,Taipei 11051, Taiwan
Tel: +886-2-2723-5216　　Fax: +886-2-2723-5220
Web-site: www.metrobook.com.tw
E-mail: metro@ms21.hinet.net

◎本書由江蘇鳳凰科學技術出版社／漢竹 授權繁體字版之出版發行。

◎本書如有缺頁、破損、裝訂錯誤，請寄回本公司更換。

國家圖書館出版品預行編目 (CIP) 資料

五臟排毒一身輕 / 石晶明 編著 .-- 修訂初版 .
-- 臺北市：大都會文化，2020.07，240 面；17×23 公分
ISBN 978-986-98627-7-6（平裝）
1. 健康法

411.1
109008816

書名：**五臟排毒一身輕**（全新修訂版）

謝謝您選擇了這本書！期待您的支持與建議，讓我們能有更多聯繫與互動的機會。

A. 您在何時購得本書：＿＿＿＿＿年＿＿＿＿＿月＿＿＿＿＿日

B. 您在何處購得本書：＿＿＿＿＿＿＿＿＿書店，位於＿＿＿＿＿＿＿＿＿(市、縣)

C. 您從哪裡得知本書的消息：
　　1.□書店　2.□報章雜誌　3.□電台活動　4.□網路資訊
　　5.□書籤宣傳品等　6.□親友介紹　7.□書評　8.□其他

D. 您購買本書的動機：（可複選）
　　1.□對主題或內容感興趣　2.□工作需要　3.□生活需要
　　4.□自我進修　5.□內容為流行熱門話題　6.□其他

E. 您最喜歡本書的：（可複選）
　　1.□內容題材　2.□字體大小　3.□翻譯文筆　4.□封面　5.□編排方式　6.□其他

F. 您認為本書的封面：1.□非常出色　2.□普通　3.□毫不起眼　4.□其他

G. 您認為本書的編排：1.□非常出色　2.□普通　3.□毫不起眼　4.□其他

H. 您通常以哪些方式購書：(可複選)
　　1.□逛書店　2.□書展　3.□劃撥郵購　4.□團體訂購　5.□網路購書　6.□其他

I. 您希望我們出版哪類書籍：（可複選）
　　1.□旅遊　2.□流行文化　3.□生活休閒　4.□美容保養　5.□散文小品
　　6.□科學新知　7.□藝術音樂　8.□致富理財　9.□工商企管　10.□科幻推理
　　11.□史地類　12.□勵志傳記　13.□電影小說　14.□語言學習（＿＿＿語）
　　15.□幽默諧趣　16.□其他

J. 您對本書（系）的建議：
＿＿＿＿＿＿＿＿＿＿＿＿＿＿＿＿＿＿＿＿＿＿＿＿＿＿＿＿＿＿＿＿＿＿＿＿＿

K. 您對本出版社的建議：
＿＿＿＿＿＿＿＿＿＿＿＿＿＿＿＿＿＿＿＿＿＿＿＿＿＿＿＿＿＿＿＿＿＿＿＿＿

讀者小檔案

姓名：＿＿＿＿＿＿＿＿＿　性別：□男 □女　生日：＿＿＿年＿＿＿月＿＿＿日

年齡：□20歲以下 □21～30歲 □31～40歲 □41～50歲 □51歲以上

職業：1.□學生 2.□軍公教 3.□大眾傳播 4.□服務業 5.□金融業 6.□製造業
　　　7.□資訊業 8.□自由業 9.□家管 10.□退休 11.□其他

學歷：□國小或以下 □國中 □高中／高職 □大學／大專 □研究所以上

通訊地址：＿＿＿＿＿＿＿＿＿＿＿＿＿＿＿＿＿＿＿＿＿＿＿＿＿＿＿＿＿＿＿

電話：（H）＿＿＿＿＿＿＿＿＿ （O）＿＿＿＿＿＿＿＿＿ 傳真：＿＿＿＿＿＿＿＿＿

行動電話：＿＿＿＿＿＿＿＿＿ E-Mail：＿＿＿＿＿＿＿＿＿＿＿＿＿

◎謝謝您購買本書，歡迎您上大都會文化網站（www.metrobook.com.tw）登錄會員，或
　至Facebook（www.facebook.com/metrobook2）為我們按個讚，您將不定期收到最新
　的圖書訊息與電子報。

五臟保養從日常生活開始，
不吃藥不進補照樣健康滿分！

五臟排毒
一身輕

上海中醫名家施維智先生之真傳弟子

石晶明 醫師◎編著

北 區 郵 政 管 理 局
登記證北台字第9125號
免 貼 郵 票

大 都 會 文 化 事 業 有 限 公 司
讀 者 服 務 部 收

11051台北市基隆路一段432號4樓之9

寄回這張服務卡〔免貼郵票〕
您可以：
◎不定期收到最新出版訊息
◎參加各項回饋優惠活動

98-04-43-04

郵 政 劃 撥 儲 金 存 款 單

帳 號

1	4	0	5	0	5	2	9

金額
新台幣
(小寫)

億 仟萬 佰萬 拾萬 萬 仟 佰 拾 元

收款
戶名　　大都會文化事業有限公司

寄款人　□他人存款　□本戶存款

我要購買以下書籍

通訊欄（限與本次存款有關事項）

書　　　名	單　價	數　量	合　計

購書金額未滿 1,000 元，另加收 100 元國內掛號郵資或貨運專送運費。總計數量及金額：共 ＿＿＿＿ 本，合計 ＿＿＿＿＿＿＿ 元

姓名

地址　□□□ □□□

電話

主管：

經辦局收款戳

虛線內備供機器印錄用請勿填寫

◎ 寄款人請注意背面說明
◎ 本收據由電腦印錄請勿填寫

郵 政 劃 撥 儲 金 存 款 收 據

收款帳號戶名

存款金額

電腦紀錄

經辦局收款戳

郵政劃撥存款收據 注意事項

一、本收據請妥為保管，以便日後查考。

二、如欲查詢存款入帳詳情時，請檢附本收據及已填妥之查詢函向任一郵局辦理。

三、本收據各項金額、數字係機器印製，如非機器列印或經塗改或無收款郵局收訖章者無效。

大都會文化、大旗出版社讀者請注意

一、帳號、戶名及寄款人姓名地址各欄請詳細填明，以免誤寄；抵付票據之存款，務請於交換前一天存入。

二、本存款單金額之幣別為新台幣，每筆存款至少須在新台幣十五元以上，且限填至元位為止。

三、倘金額塗改時請更換存款單重新填寫。

四、本存款單不得黏貼或附寄任何文件。

五、本存款金額業經電腦登帳後，不得申請撤回。

六、本存款單備供電腦影像處理，請以正楷工整書寫並請勿折疊。帳戶如需自印存款單，各欄文字及規格必須完全相符；如有不符，各局應婉請寄款人更換郵局印製之存款單填寫，以利處理。

七、本存款單帳號與金額欄請以阿拉伯數字書寫。

八、帳戶本人在「付款局」所在直轄市或縣（市）以外之行政區域存款，需由帳戶內扣收手續費。

如果您在存款上有任何問題，歡迎您來電洽詢

讀者服務專線：(02)2723-5216(代表線)

為您服務時間：09：00～18：00(週一至週五)

大都會文化事業有限公司　讀者服務部

交易代號：0501、0502 現金存款　0503票據存款　2212 劃撥票據託收

五臟排毒
一身輕